AF247364

PRINCIPES D'ALIMENTATION

RATIONNELLE ET DE

CUISINE VÉGÉTARIENNE

PAR LE DOCTEUR **BONNEJOY** (de Vexin)

DE LA FACULTÉ DE PARIS
DE LA SOCIÉTÉ D'ARCHÉOLOGIE LORRAINE, ETC.
CONFÉRENCE A CHARS (Seine-et-Oise), ETC., ETC.

a reçu en 1884 une médaille d'honneur
de la Société d'Encouragement au Bien

2e ÉDITION, REVUE ET AUGMENTÉE

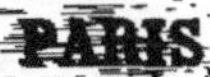

PARIS

BERTHIER, LIBRAIRIE MÉDICALE
ET VÉGÉTARIENNE DE FRANCE
Boulevard Saint-Germain

1886

PRINCIPES

D'ALIMENTATION

RATIONNELLE

OEUVRES VÉGÉTARIENNES DU MÊME AUTEUR

LES VÉGÉTARIENS D'INSTINCT. Travail de 4 pages dans la
« *Réforme alimentaire* », nᵒ de décembre 1881.

LES PIERRES A BROYER LES GRAINS CHEZ LES CELTES ET
LES ROMAINS, *objets trouvés à Chars-en-Vexin*. Broch.
in-8 de 16 pages avec figures. Paris, Berthier, 1882.

PRINCIPES D'ALIMENTATION RATIONNELLE : 1ʳᵉ édition, 1884.

LE VÉGÉTARISME RATIONNEL SCIENTIFIQUE, etc. Broch. in-
8 de 53 pages. Bordeaux. Gounouilhon, 1889.

ETUDES DIÉTÉTIQUES VÉGÉTARIENNES. Séries d'articles dans
le *Journal de la Santé*, depuis 1885, et dans diverses
autres revues ou feuilles périodiques depuis 1880 jusqu'à aujourd'hui.

LE VÉGÉTARISME ET LE RÉGIME VÉGÉTARIEN RATIONNELS.
Volume dans la « *Bibliothèque scientifique contem-
« poraine* » de J.-B. Baillière, avec introduction par
DUJARDIN-BEAUMETZ, de l'Académie de médecine, etc.,
344 pages in-12. Paris, Baillière, 1891.

PRINCIPES D'ALIMENTATION RATIONNELLE. 2ᵉ édition, revue
et augmentée. Paris, Berthier, 1896.

PRINCIPES D'ALIMENTATION

RATIONNELLE ET DE

CUISINE VÉGÉTARIENNE

PAR LE DOCTEUR **BONNEJOY** (du Vexin)

DE LA FACULTÉ DE PARIS
MEMBRE DE LA SOCIÉTÉ D'ARCHÉOLOGIE LORRAINE, etc.
MÉDECIN DE L'HOSPICE A CHARS (Seine-et-Oise), etc., etc.

Ouvrage qui a obtenu en 1884 une médaille d'honneur
de la Société d'Encouragement au Bien.

2e ÉDITION, REVUE ET AUGMENTÉE

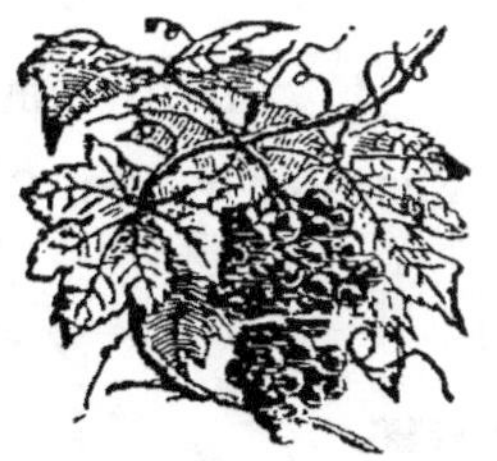

PARIS

CHEZ BERTHIER, LIBRAIRE MÉDICALE
ET VÉGÉTARIENNE DE FRANCE
104, Boulevard Saint - Germain

1896

Modicus cibi, medicus sibi.
Mangez peu, vous serez votre médecin.

Cette phrase latine est le titre d'une des brochures végétariennes publiées par l'école anglaise : Je ne puis mieux faire que de la placer en tête du présent livre : elle exprime la vérité. Se nourrir de peu, choisir des substances naturelles et exemptes de *toute espèce* de falsification, les préparer le plus simplement et le mieux possible. Voilà, avec l'habitation dans un air pur et sain — tout le secret de la santé — il ne faut pas chercher autre chose dans cet opuscule ; et un grand philosophe, bien qu'il ne fût pas médecin, Rousseau a dit en tête de l' « *Émile* » :

« Tout est bien, sortant des mains de l'auteur des choses :
« tout dégénère entre les mains de l'homme.... »

Comme tous les grands Génies il avait l'intuition de l'éternelle vérité...

Le Docteur BONNEJOY.

Chars-en-Vexin. Château du Mégalithe.

Le 1er Janvier 1896.

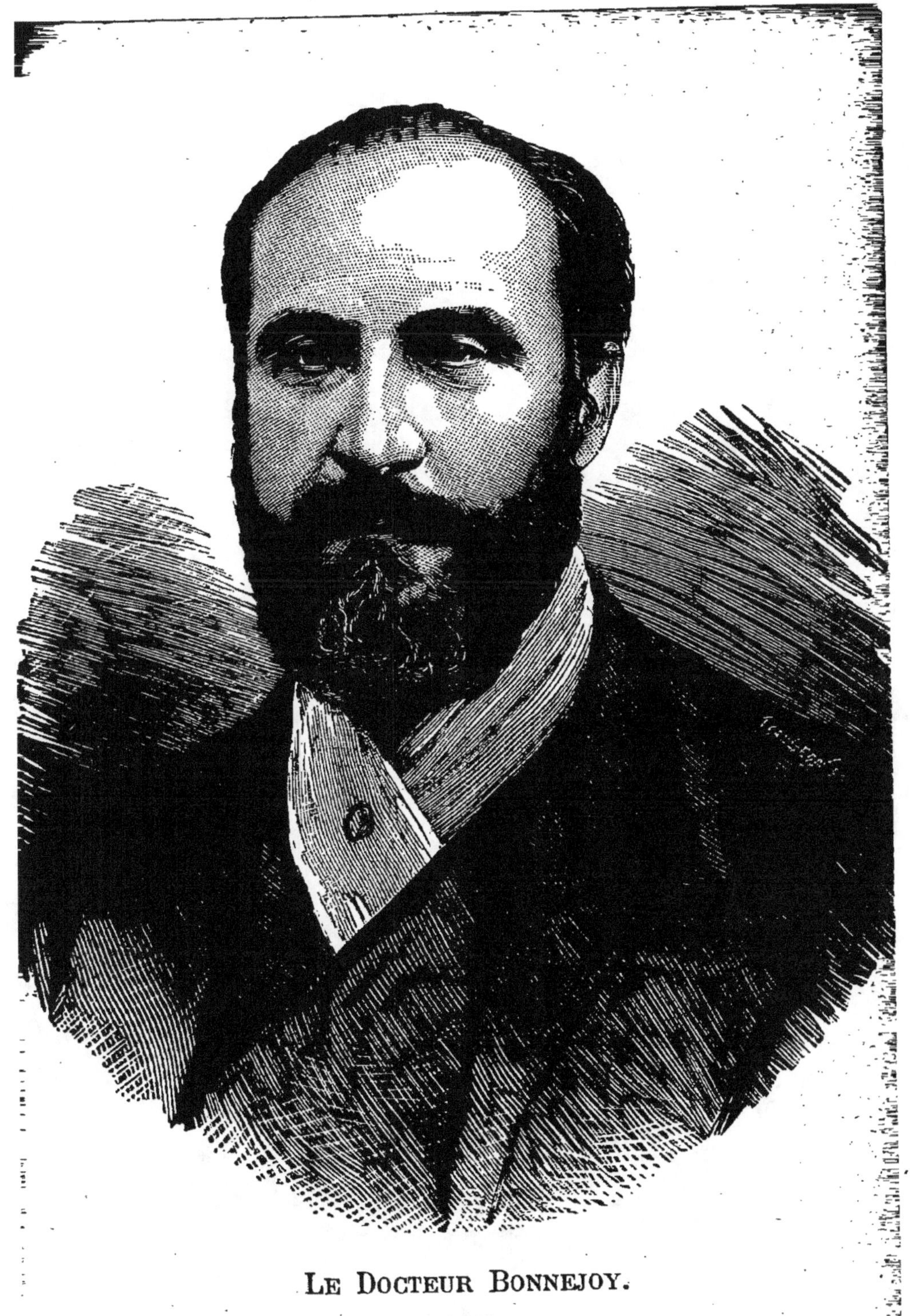

LE DOCTEUR BONNEJOY.

(1887)

AVANT-PROPOS

DE LA PREMIÈRE ÉDITION

Avec beaucoup d'esprits judicieux, j'ai toujours pensé que la meilleure manière de se maintenir en santé, c'était de veiller avec soin sur ce que nous introduisons dans notre corps, et par là j'entends non-seulement les aliments, mais encore l'air, les boissons, et même ce qui y entre par les fonctions de la peau, réglées le plus souvent par les vêtements.

J'ose affirmer que quiconque ferait, pour toutes ces choses, ce qui est ordonné par les lois immuables de la nature, se verrait bientôt récompensé par une vigueur incomparable, une robuste santé, et une longévité dont les exemples deviennent de plus en plus rares. Même, la puissance reconstituante d'un régime bien choisi est telle, que je suis persuadé, d'après de nombreux exemples que j'ai eu sous les yeux, qu'il suffit, sans recourir à une polypharmacie insensée, pour guérir ou améliorer en peu de temps la plupart des maladies que l'on contracte par l'oubli presque absolu de ces lois, notamment dans ces immenses agglomérations qui, dans notre siècle, deviennent de plus en plus communes.

C'est là une vérité banale à force d'être *vraie*, mais les choses qui nous frappent avec la dernière évidence, sont aussi, par une singulière contradiction, celles auxquelles nous ne faisons pas la moindre attention, et le médecin philosophe et hygiéniste est profondément attristé quand il considère avec quel *acharnement* nous semblons ignorer comment il faut vivre : comment l'amour de lucre, l'ignorance et les mauvaises passions nous entraînent à le faire dans des conditions déplorables pour la santé : qu'il s'agisse de l'enfant au berceau que l'on couvre de lainages dans un air vicié, de l'adulte qui vient s'entasser et se pourrir le sang dans la promiscuité des villes, par les effluves animales et les *microbes* dont elles sont le réceptacle, ou de l'homme sur le déclin, qui devenu caduc avant l'âge normal, se voit emporté par une des nombreuses maladies causées par l'absorption obstinée de ces *microbes* morbigènes qui entrent dans lui par toutes les voies.

Ainsi il ne faut pas croire qu'un seul des agents de la vie normale, même judicieusement employé, puisse suffire à la santé : — sans doute on obtiendrait par là un assez bon résultat, mais quiconque veut l'obtenir tout entier ne doit oublier aucun de ces agents.

On est nourri et influencé au moral comme au physique, autant par ce qu'Hippocrate appelle le *Pabulum vitæ:* — l'air que l'on respire — que par ce que l'on introduit dans son estomac. On pourrait même dire que les poumons, qui fonctionnent constamment, ont plus d'importance que l'autre organe dont l'orifice leur est commun ; mais ce petit traité suppose qu'on est placé pour cela dans de bonnes conditions ; et aussi que les produits dont on se sert sont purs, bien cultivés, sans anémie — (comme certains légumes *malades* de Paris ou d'ailleurs), sans ces falsifications et adultérations qui deviennent de plus en plus communes aujourd'hui. Car c'est un axiome singulier, mais fort vrai, que *plus cher on paie, plus mal on est servi.*

L'eau même dont on se sert pour la cuisson a aussi son importance, qui comme celle de l'air, n'avait pas échappé au père de la médecine et de l'hygiène, puisqu'Hippocrate a écrit un traité « de l'air et des eaux. » — Le feu que l'on emploie peut encore faire qu'on ait un produit mauvais ou succulent au goût.

A ceux qui s'étonneraient de cette dernière remarque, je citerais cette expérience séculaire et bien connue à Vichy et dans les localités où sont des sources thermales : mettre une rose épanouie bouillir dans le bassin chaud du Griffon — au bout d'un laps de temps considérable, vous la retirerez intacte — dans une eau de température pareille, obtenue sur un feu ordinaire, — elle se fanerait immédiatement.

Nil sub sole novi. « Il n'est aucune chose absolument nouvelle » — et ce petit livre n'annonce lui-même rien de nouveau. C'est plutôt un retour au régime de nature. Car autrefois on l'écoutait bien davantage qu'aujourd'hui ; et on tenait à une nourriture simple, sans toutes les insensées recherches de la cuisine actuelle, où chacun veut raffiner et enchérir sur le précédent : ce qui fait qu'on n'arrive, par là, qu'à gâter les produits purs et sains de la nature et à positivement s'empoisonner.

Le régime simple et hygiénique a, en outre, l'avantage de s'opposer à cette nervosité extrême, suite d'un *surmenage* général qui n'est sans doute pas prêt de finir et dont les auteurs les plus judicieux d'aujourd'hui remarquent l'envahissement qui les effraie. En effet, c'est un axiome médical déjà ancien que : « Le sang gouverne le nervosisme » *(sanguis moderator nervorum) :* et que le meilleur moyen d'apporter le calme et la normalité dans le système nerveux, c'est de donner à l'homme, par une nourriture saine et suffisante sans excitants ni aliments incendiaires : un sang suffisamment riche pour réparer toutes les pertes que lui font subir les diverses actions de la vie.

Faites cela et la bonne nature fera le reste : si vous n'entravez pas ses efforts, qui ne tendent qu'à la santé, si même vous ne voulez pas — je dirai : trop intervenir dans des actions obscures que nous ne connaissons bien que par les résultats : — vous serez récompensé par la santé vraie, celle de l'âme qui suit celle du corps.

Certains savants se sont préoccupés de rechercher et de *peser* les quantités nécessaires à la vie. Je crois qu'ils pèchent par trop — *d'intervention*. L'homme n'est pas une machine, il n'a toujours non plus les mêmes besoins : — l'âge, le tempérament, le climat, les saisons, etc., font varier ces quantités dans des limites assez étendues. Il y a cependant un criterium naturel, mais qui demande, il est vrai, pour être appliqué, beaucoup de sagacité. C'est un sentiment de satiété qu'il faut savoir remarquer pour ne pas l'outrepasser. Mais en cela comme en tout ce qui est humain, la science expérimentée vaut mieux que tous les préceptes, lesquels ne peuvent viser que la généralité, sans pouvoir s'appliquer aux cas particuliers, qui resteront toujours le domaine du médecin éclairé et de l'hygiéniste.

Ce petit livre traite de la cuisine à la française — il s'adresse à tous, mais principalement à ceux qui sont persuadés de l'excellence des végétaux dans l'alimentation et qui proscrivent tous produits nécrophagiques. — Des personnes qui, en Angleterre, suivent ces idées, ont publié un *Vegetist dietary*, qui contient beaucoup de bonnes et utiles choses — mais je crois devoir déclarer que je proscris *absolument* l'emploi, qu'il préconise dans la cuisson des légumes ou des divers mets, des carbonate et bicarbonate de soude — lesquels ont l'énorme désavantage de former des *savons* avec tous les produits résineux et huiles grasses ou essentielles que contiennent en assez grande quantité les légumes.

Outre qu'un *savon* est une substance absolument réfractaire à la digestion et peut même être considéré comme un poison, — il ne reste plus dans les légumes ainsi traités et dépouillés de leurs produits sapides et nourrissants qu'un paquet de cellulose sans aucun pouvoir nutritif, d'un goût fade, que l'on ne peut faire accepter à l'estomac qu'à la faveur de ces *sauces* toutes faites d'avance chez les Anglais, et composées de produits excitants plus ou moins hétéroclites : quand l'eau de cuisson, qu'ils jettent — (et pour cause, car elle contient le surplus du carbonate, qui n'est pas un sel normal dans l'alimentation) : — et la longue ébullition qu'ils leur font subir ne les ont pas absolument lexiviés.

Et cependant l'eau de cuisson des légumes, sans addition d'aucune espèce de produit chimique, est un des meilleurs, des plus variés, des plus nutritifs et sapides bouillons avec lequel on puisse tremper une soupe à la française, laquelle jointe au légume — en *nature*, avec lequel elle a été préparée, constitue la base d'une alimentation saine et fortifiante, fort usitée autrefois en France avant que l'usage de *la viande* ne s'y fût répandu au détriment de la santé générale — mais au grand contentement des statisticiens officiels qui prétendent que la consommation de la chair du cadavre alimentaire est le thermomètre du progrès et de la civilisation.

Ces soupes sont très supérieures, comme plat nutritif, aux potages que l'on peut, par exemple, d'après le *Dietary*, faire avec des pois ou des lentilles décortiquées et *sortant* de la passoire à trous, ou d'autres légumes, et il n'y a rien d'étonnant qu'il n'en parle point, car le pain à la française n'est pas d'un usage général en Angleterre.

Tel est ce petit traité, consacré à la réhabilitation de l'alimentation simple, naturelle, et se rapprochant le plus possible de ce qui est le moins dispendieux et le plus sans apprêt. — Je désire que ceux qui le prendront pour guide y trouvent la santé comme moi et les miens depuis bien longtemps nous l'avons obtenue par son usage.

Quant à ceux qui s'étonneraient de voir un homme habitué à la haute science s'occuper de détails minimes, je répondrai qu'il n'en est point de puérils quand il s'agit de ne pas être malade : qu'il vaut mieux prévenir que de punir, etc., et autres banalités qui pourtant sont, dit-on, la sagesse des nations.

Et maintenant je dirai, comme Horace, à ce petit opuscule, sans prétentions, et qui n'est certes pas destiné à faire connaître ma personne de nos derniers neveux :

Parve — nec invideo — sine me liber ibis in urbem ! ! !

Mon petit livre ! — enfin ! sans moi vas à la ronde ! ! !
Je n'envie point ton sort, et, chez moi, fuis le monde !

Dr B... Y.

PRÉFACE

DE LA DEUXIÈME ÉDITION

La première édition du présent volume est devenue une rareté bibliographique végétarienne ; en effet, elle est le tout premier travail végétarien, publié en volume, par un docteur en médecine français, dans son propre pays d'origine.

Il est vrai que bien peu de mes confrères m'ont, depuis, imité : mais je n'en ai pas moins cet heur : d'avoir, le premier d'eux tous, osé me dire publiquement, Végétarien convaincu et pratiquant ; et de l'avoir affirmé dans ma publication en volumes.

Ce n'est certes pas par gloriole que je constate le fait : car il est triste de voir la vérité méconnue et systématiquement reniée. Mais, chez nous, le préjugé des « nécrophages » ou mangeurs de cadavres, est tellement puissant, qu'il a tout envahi ; qu'il domine tout à l'heure présente. A peine un petit nombre d'esprits d'élite, comme l'académicien Dujardin-Beaumetz et quelques autres, ont-ils ouvert les yeux à la lumière. Leur phalange courageuse grossit, maintenant à vue d'œil, mais pendant longtemps, je fus le seul docteur en médecine à tenir, au milieu des défaillances... haut et ferme le drapeau de la saine Doctrine, dans la Presse et la librairie françaises :

> « *exsul in regione necrophagorum* »
> exilé chez les mangeurs de cadavre !

Comme me l'écrivait, humoristiquement, en 1886, un Végétarien allemand qui, ne sachant pas le français, correspondait avec moi dans la langue de Virgile : en m'envoyant son « *Kochbuch* » ou : livre de cuisine végétarienne comme celui-ci. Le Pasteur Baltzer, mort depuis, était un des plus féconds auteurs du Végétarisme ou : « *Vegetarianismus* » de chez nos voisins.

C'est que là, la littérature de la doctrine est florissante ; en Angleterre et Allemagne, les livres de cuisine végétarienne sont nombreux et se vendent bien, les établissements végétariens ou de tempérance y sont innombrables : à Londres il y a près d'une centaine de restaurants exclusivement végétariens ; et dans toutes les grandes villes, on en rencontre plus ou moins ; à Berlin, il y en a une quinzaine et plus du double au reste de l'Allemagne. Rien que pour Londres, on compte vingt revues ou journaux végétariens, illustrés et autres, et ainsi de suite. Bref le mouvement végétarien, qui dure en Angleterre depuis cinquante ans, est là, splendide, et contraste avec la nuit noire où nous a plongés le régime à la viande du cadavre de mammifères.

Chez nous, en effet, rien de tout cela : c'est une obscurité d'ignorance du vrai, teintée cependant depuis peu d'une lueur d'aurore. Mais sans doute bientôt le plein soleil luira comme depuis longtemps chez nos voisins.

Ce n'est pas ici le lieu de traiter complètement de la doctrine. Je renvoie pour cela le lecteur à mon livre de 1891 (1). Mais je veux donner seulement le texte des trois axiômes fondamentaux du Végétarisme rationnel français faisant observer qu'ils m'appartiennent exclusivement ; et n'ont été formulés par aucun Végétarien des autres nations. Voici :

1

« La force reconstituante générale de l'aliment réside là où la nature a mis la vie en puissance de se développer, et pour ainsi dire, à l'état virtuel ou « Chrysalidal » c'est-à-dire dans les céréales, les graines, certaines racines, tubercules ou fleurs, les fruits, les œufs, les laits, ou leurs dérivés ».

Mais la viande, ou chair du cadavre alimentaire, crue ou cuite, et ses diverses préparations, ne représentent qu'une sorte de : « caput mortuum », ayant déjà épuisé son cycle nutritif : plus ou moins plein de « toxines ptomaï-« nes », microbes et leurs sécrétions : ou résidus de désassimilation ; et partant impropre à la bonne alimentation ; car la mort, ou ses produits, ne sauraient entretenir, normalement, la vie et la santé.

2

L'aliment, l'air, la boisson et, en général tout ce qu'on introduit dans le corps, doit présenter : pureté absolue, fraîcheur et absence complète

---

1. *Le Végétarisme...* etc. un volume in-12 dans la « Bibliothèque scientifique contemporaine » de J.-B. Baillère.

de falsifications, changements de nature, manipulations frauduleuses, adultérations, etc., si minimes qu'ils paraissent être.

3

Comme corollaire des axiomes précédents et moyens d'application pratique : il faut, autant qu'il est possible à chacun; fabriquer ou produire chez soi ces aliments et ces boissons; pour arriver à obtenir les résultats ou conditions ci-dessus; et conserver son équilibre sanitaire.

Tout Végétarien doit, autant qu'il lui est possible, se conformer à ces trois axiomes, et en faire sa règle de direction constante. On pourra voir que ce livre s'en inspire à chaque ligne : et on doit toujours les avoir présents, et y conformer son alimentation, sa conduite et sa diététique.

Le lecteur a pu voir, sur le titre : que le présent ouvrage a été couronné par la Société d'Encouragement au Bien en 1884. Ce fut le grand savant Pasteur qui présidait, et qui me remit la médaille d'honneur, plus tard je lui rendis visite au laboratoire de la rue d'Ulm : et lui soumis une question végétarienne, lui demandant d'intéresser à sa solution ses collègues de l'Académie...

Poussé par sa grande bonté et obligeance il fit ce que je lui demandais : mais en 1885 le temps n'était pas encore venu de l'éclatante conversion au Végétarisme, de l'académicien Dujardin-Beaumetz : et ce fut un pur coup d'épée dans l'eau ! Mais le germe était semé et, cinq ans après venait se mettre à mon école de simple praticien de la campagne : sans notoriété officielle, un académicien, un prince de la science, tout chargé de places et d'honneurs, qui n'avait pas trouvé dans l'immense arsenal de la thérapeutique, qu'il connaissait si bien : un seul médicament pour se guérir.

Voici le Fac-Simile de la lettre que m'adressa Pasteur à ce sujet.

« M. le Docteur BONNEJOY, lauréat de plusieurs
« sociétés savantes, Propriétaire à Chars-en-Vexin
« (Seine-et-Oise).

« Monsieur, pour juger la question intéressante
« que vous voulez bien me soumettre, il faudrait,
« outre certaines connaissances en microbie, être
« médecin, et je ne le suis aucunement.

« J'y penserai cependant, et j'en parlerai à
« des médecins.

« Avec mes remerciements, veuillez recevoir
« l'assurance de ma *haute estime* et considéra-
« tion.

L. Pasteur

Le 8 juillet 1885.

Bien qu'il ne s'agisse, ici, que d'une tentative
qui resta stérile et n'aboutit à rien : la mort récente
du grand savant donne un regain d'actualité à
ces phrases tombées d'une plume désormais arrêtée : et elles sont dignes de figurer dans les ar-
chives du Végétarisme rationnel français.

Les graphologistes pourront s'exercer sur l'autographe pastorien, et y reconnaître ses qualités
intimes, et la trace de sa science et de sa méthode, etc.

Voici maintenant, comme contraste et comme
délassement, un autographe de l'auteur du présent livre : avec des fragments résumés d'une
consultation graphologique provenant d'un élève
autorisé de l'abbé Michon. Malgré sa compétence,
je ne me porte, naturellement, pas garant de ses
appréciations : et prie le lecteur de ne les accepter que sous bénéfice d'inventaire.

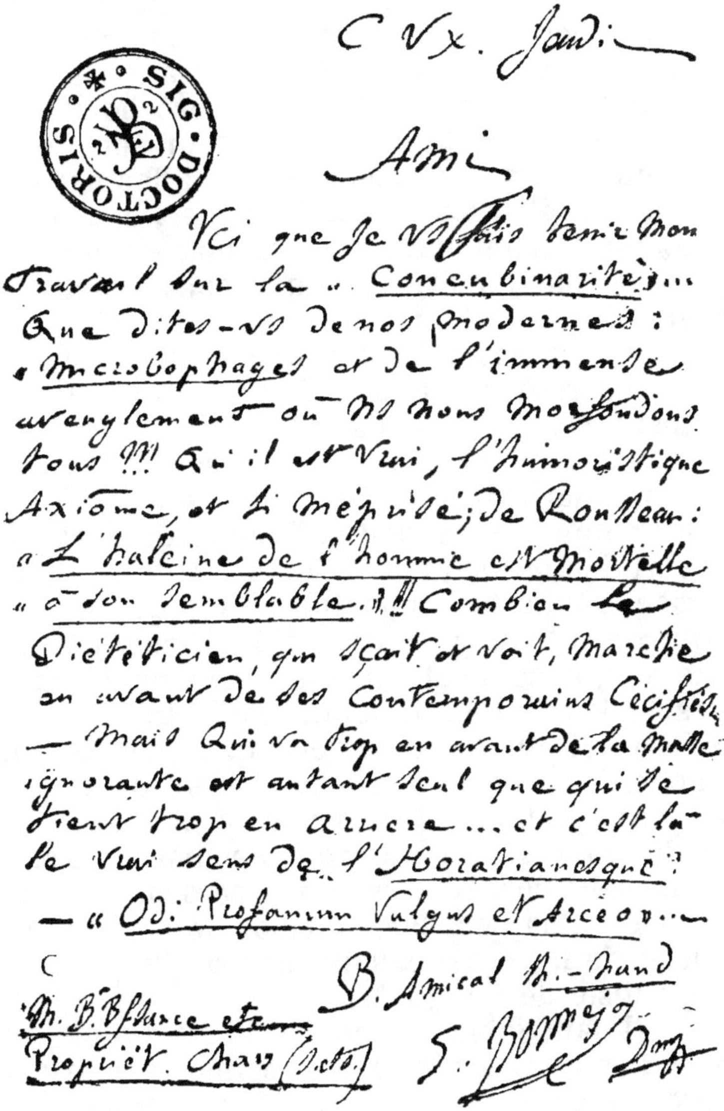

... « Deux choses à considérer, dans un spécimen d'écriture : le sujet ou le style, et la nature des signes graphiques, ou leur « langage ».

... « Cet esprit, assurément, a des idées et des théories au-dessus du vulgaire : il est en avant de son siècle, c'est un réformateur ou un chef d'école.

... « Une légère teinte d'amertume enjouée semble indiquer le savant qui a connu la résistance du vulgaire à la vérité qu'on lui prêche : c'est du reste le lot habituel de tout précurseur. Celui-ci a l'intuition de sa valeur, mais, affectueux et sans morgue il la laisse plutôt deviner, etc., etc..

« Passons maintenant à la Graphologie pure, et voyons si elle confirme ce que nous venons de déduire.

« ... les barres de t terminées en massue et barrées en retour indiquent la volonté arrêtée et l'obstination généreuse dans le vrai.

« ... La franchise, la douceur sont indiquées par la régularité des lettres et des lignes, la poésie, la fantaisie artistique et l'amour de l'art par une certaine désinvolture dans les lettres, et les majuscules affectant une forme typographique. Ce qui résulte aussi du cachet à gauche, qui est son œuvre, et contient, en un subtil monogramme, toutes les lettres de son nom... etc., etc.

Mais voici qui est plus sérieux : que l'on me permette de citer au seuil du présent ouvrage : ces lignes, qu'imprimait, en tête de mon livre de 1891, le grand savant Dujardin-Beaumetz. Je suis légitimement fier. Non pour ma personnalité qui n'est rien, mais pour la doctrine, de cette attestation et de la « reconnaissance » du premier thérapeutiste de nos jours.

... « Il faut donc remercier le Dr Bonnejoy d'avoir exposé... les bases du régime végétarien.

« Pour propager de telles doctrines, il faut des apôtres convaincus ; d'un prosélytisme ardent, infatigable, qui montrent, par l'honorabilité de leur vie, par l'activité de leur esprit, par la conservation de leurs forces et de leur jeunesse, même à un âge avancé, les bienfaits de la méthode qu'ils préconisent.

« Le Dr Bonnejoy réunit toutes ces qualités, et tous ceux qui liront ce livre seront convaincus de la bonne foi et de la sincérité de l'auteur.

« Quant à moi, qui ai trouvé dans le régime végétarien ma *propre guérison :* Je suis heureux de cette circonstance, qui me permet de payer une dette de reconnaissance ; en appelant l'attention sur ce régime végétarien : base des plus essentielles de cette *hygiène thérapeutique* dont je me suis fait le défenseur.

Mai 1891.

DUJARDIN-BEAUMETZ.

Il serait difficile de faire, en faveur de la doctrine, une profession de foi plus explicite et plus franche... comme celle de Pasteur, cette plume est maintenant glacée par la mort ; mais, dit-on : « Les écrits restent » ; et ce sera l'honneur du Végétarisme rationnel français d'avoir provoqué de tels témoignages de « reconnaissance » pour les « bienfaits » rendus à l'éminent académicien, au grand thérapeutiste de France.

Janvier 1896.

Le docteur BONNEJOY.

(Du Vexin).

PRINCIPES

D'ALIMENTATION

NATURELLE ET RATIONNELLE

CHAPITRE PREMIER

DE LA CUISSON. — PRÉCEPTES GÉNÉRAUX : DU FEU, DE L'AIR ET DE L'EAU. DES FOURNEAUX ET CHEMINÉES. DES CHARBONS, ETC.

§ 1.

Bien que, parmi les Végétariens des divers pays de l'Europe ou même des autres continents du monde, il y en ait beaucoup qui aient de la tendance à ne pas faire cuire leurs aliments et à les consommer en nature quand faire se peut ; néanmoins j'estime que, dans notre état de civilisation, on ne peut guère se priver absolument du puissant secours que la cuisson nous apporte, pour les rendre plus sapides ou plus faciles à digérer, ou même pour les modifier dans leur composition et y apporter des produits nouveaux et qu'ils ne contenaient pas auparavant.

Je ne veux, pour preuve de cette dernière considèration, d'autre remarque que celle-ci : la pâte du blé, quoique celui-ci soit l'aliment le plus complet et le plus riche de la nature, ne pourrait pas être consommée à l'état brut et non cuit ; car la chaleur du four transforme une partie de l'amidon en dextrine ; c'est ce qui donne à la croûte sa belle couleur blonde, en même temps que le reste de cet amidon s'hydrate dans le gluten, que les produits odorants se développent et flattent agréablement le sens du goût, etc., etc. On peut donc dire que la cuisson a transformé une pâte fade et sans goût en un aliment riche et des plus appétissants.

Il se passe évidemment dans l'application de la chaleur, combinée avec d'autres agents, des effets analogues pour tous les autres légumes, et pour tous les plats en général ; de sorte qu'on doit reconnaître que, si on a pu dire avec juste raison que l'abus de la cuisine en faisait un assassin : il n'en est pas moins vrai que son usage modéré et judicieux nous entretient en santé, nous préserve des maladies et peut même, dans la plupart des cas, constituer un traitement curatif bien plus efficace que la polypharmacie insensée actuellement en vogue. Béranger, notre grand poète, n'a-t-il pas dit :

> — Un cuisinier, quand je dîne,
> Me semble un être divin,
> Qui, du fond de sa cuisine,
> Gouverne le genre humain.

Sans aller aussi loin que le chansonnier, on doit restituer à l'art culinaire et à la cuisson son principal agent, la place que mérite leur emploi, fait avec discernement dans la conservation, l'entretien et le rétablissement de la santé.

§ 2.

On vient de voir que l'acte de cuire des légumes apportait, la plupart du temps, des modifications dans leur composition et dans la richesse du plat en principes nutritifs et sapides. Pour arriver à ce résultat, il faut avoir de l'expérience, une certaine habileté du goût, je dirai presque une *intuition*, du moment où la cuisson est faite à point. — Ce « tour de main » ne se donne pas dans les livres, — on n'y peut trouver, tout au plus, que des préceptes pour y parvenir.

Certaines personnes cependant arrivent, par la pratique, et sans savoir même quelquefois lire, c'est-à-dire sans avoir jamais consulté des écrits, à préparer des aliments d'une façon excellente. Mais cela n'empêche pas qu'il vaut toujours mieux agir par principes, surtout pour se tenir dans des conditions normales ; éviter d'employer des substances dont l'usage et l'abus serait contraire à la santé, c'est-à-dire à la doctrine végétarienne. Celle-ci n'est, en effet, pas une loi de secte : c'est un ensemble de préceptes que l'expérience séculaire a confirmés pour obtenir bonne vie et longévité. Sa meilleure, je dirai, sa seule sanction, c'est l'obtention ou la perte de ces avantages, sans lesquels l'existence n'est qu'un long supplice.

On peut dire, en général, que la cuisson doit toujours être faite à petit feu, et sur ou devant un foyer de chaleur modérée ; il ne faut pas oublier que c'est déjà un acte préparatoire à la digestion par qui, dans bien des cas, celle-ci est à moitié faite, — ce qui allège l'estomac d'autant. La plupart du temps on ne doit forcer le feu qu'en commençant, puis laisser « mijoter » avec une chaleur très modérée, de manière à maintenir celle-ci à peu près au même degré et éviter le refroidissement : car celu-ici est funeste à la bonté du plat, — on connaît le vers de Boileau :

> .. et souvenez-vous bien
> Qu'un dîner réchauffé ne valut jamais rien !

Comme pour la digestion, cette *coction stomacale*, — la cuisson extra-stomacale doit se faire sans secousses brusques ni refroidissements, dans un temps qui, au point de vue général, est le même : l'espace entre deux repas : — de quatre à six heures. — Il est évident néanmoins que ce délai variera avec le plus ou moins de dureté des légumes ou des substances ; de même que le temps nécessaire à la chymification des aliments varie avec leur plus ou moins de digestibilité.

Il est un genre de fourneau dit *Suédois* que l'on voit à Paris, et où on prépare — *sans feu*, des bouillons, des pot-au-feu, des ragoûts, de légumes ou autres, fort bons et qui met bien en lumière le précepte que je viens de citer: — c'est une boîte cubique remplie entièrement d'une substance non conductrice du calorique — sauf un espace, ménagé au centre, lequel est occupé par une marmite ou casserole dans laquelle on met la substance à préparer avec les ingrédients nécessaires: On porte, sur un feu ordinaire, ce récipient à l'ébullition, puis immédiatement on l'enferme dans la boîte: de sorte, qu'entouré de tous côtés de la substance non conductrice, il ne perd que très peu de sa chaleur, laquelle cuit, en l'espace de temps voulu, ce qu'on lui a confié: cet appareil, où les choses se passent à peu près identiquement avec la digestion stomacale, donne des mets cuits à point, et faits dans les meilleures conditions, du moins pour les plats où le mijotage est indiqué.

§ 3.

La pureté de l'air que l'on respire dans la pièce destinée à la cuisine n'est pas non plus indifférente, et c'est une chose lamentable, que de voir avec quelle négligence et quel dédain de ce qui devrait être, on traite, dans les grandes villes et même ailleurs, la question de l'endroit où s'élaborent les matériaux de l'existence de chaque jour, où se fabrique la vie...

Dans beaucoup de maisons de Paris, le même couloir sert pour la cuisine et pour les privés!!! le jour vient par des cours en puits, souvent couvertes, et où les miasmes s'accumulent, etc. Malgré la présence d'un feu de charbon, et de la vapeur d'eau produite dans la cuisson, qui enlève une partie des germes et des ferments morbides qu'une telle atmosphère dépose dans les aliments, on conçoit qu'ils ne peuvent pas être sains ; et c'est là avec bien d'autres, une des causes, aussi communes qu'efficaces, mais tout à fait négligées, de l'anémie des habitants, de la dégénérescence et des maladies qui les déciment.

Donc une des premières conditions de normalité de la pièce consacrée à cet usage, c'est de l'aérer largement, et d'y faire entrer le soleil, cette source première de la chaleur et du magnétisme vital, par des fenêtres qu'on tiendra presque toujours ouvertes, sauf quand le temps ne le permettra pas.

Une autre chose non moins importante : c'est la qualité de l'eau. Chacun sait qu'il y en a certaines, contenant des sels de chaux, qui ne peuvent cuire les légumes : l'eau de Paris a depuis longtemps la réputation méritée de donner aux étrangers la diarrhée, discuter sur ce sujet nous entraînerait beaucoup plus loin. Je dirai seulement qu'il faut éviter celles qui viennent des marais: des pays à calcaire ou à plâtre, car elles donnent la pierre, etc. Louis XIV n'employait, pour son usage, que l'eau d'une fontaine qui sourd au milieu des bois de Ville-d'Avray à trois lieues de son palais, dans un terrain *sablonneux*. Si on est assez malheureux pour ne pouvoir s'en procurer d'analogue, il faut imiter les Chinois, qui font bouillir l'eau malsaine de leurs rizières avec un peu de thé, et la rendent ainsi potable et propre aux usages culinaires; celle des citernes, bien filtrée, est aussi fort bonne : mais on se tromperait étrangement, de se fier au filtre pour les autres eaux mauvaises, car une eau fort limpide peut contenir *en dissolution*, des substances délétères : ou des microbes en grande quantité (1).

L'expérience de la *Rose de Vichy*, que j'ai citée dans l'introduction — montre bien qu'il n'est pas indifférent d'employer une source de chaleur quelconque; mais comme on n'a pas toujours le choix, suivant le pays, les localités, les usages mêmes, je me bornerai à citer, dans l'ordre d'utilité pour le bien et le bon de ce que l'on veut préparer, les divers modes de production de la température nécessaire à une cuisson bien faite.

En première ligne, je place le système de nos pères — large cheminée avec feu clair, de bois sec, de trépieds pour chauffer au-dessus de la flamme — cendre chaude pour laisser mijoter, — les émanations et la fumée même du bois sont ennemis des *microbes* de l'air, et n'empoisonnent pas ceux qui les respirent, comme l'oxide de carbone ou l'acide sulfureux des charbons. — Les plats ne se trouvent que mieux de n'avoir pas été

(1) Voir à ce sujet, une très curieuse thèse de Pharmacie sur *l'Analyse micrographique des eaux de Paris*, avec 15 planches, par M. G. Neuville, 1880. — *Pas un* des échantillons, pris à diverses sources, qui ne contienne des microbes et infusoires en quantité considérable !!

faits au milieu d'une atmosphère délétère. C'est encore là un fait peu connu, mais incontestable, la chaleur de cuisson est plus douce, mieux conduite, etc. — On peut, quand on a beaucoup de personnes à servir, employer comme succédané du foyer, la braise de boulanger sur un fourneau libre. Dans une cuisine comme je l'ai décrite, point n'est besoin de hotte au-dessus. — Celle-ci était inconnue dans les anciennes maisons, et jamais on en avait senti l'utilité, la braise d'ailleurs ne dégage pas les mêmes gaz irrespirables que le charbon.

Il m'est impossible d'admirer et de préconiser l'emploi de ces fourneaux de fonte qui se sont répandus partout et qui servent même parfois au chauffage des pièces : en dehors du point de vue de l'économie de l'argent, on sait qu'ils dégagent des gaz asphyxiants, que produit la fonte chauffée : quelques-uns sont alimentés au bois, ce sont les moins mauvais, les autres au charbon de terre : ce sont les pires. Je n'ai pas à rentrer ici dans les diverses raisons qui les font adopter, et ne doit les considérer qu'au point de vue hygiénique : les plats s'y préparent vite, mais pas bien.

On se sert, dans certaines contrées, comme remplaçant les fourneaux ordinaires, d'appareils à flamme de pétrole ou de lampe à esprit de vin, — la flamme de pétrole, l'odeur de sa vapeur et la fumée qu'il dégage sont des inconvénients notables, — mais la lampe à alcool n'a aucun de ces désavantages — elle constitue, au contraire, un mode de chauffage fort propre : car sa flamme ne dégage absolument que de la vapeur d'eau. — et un procédé précieux pour les petites opérations de la cuisine, que l'on peut faire sur une table, un meuble, etc.

On utilise aussi, pour cet objet, la chaleur dégagée par les lampes à huile, et les Anglais ont construit des appareils basés sur ce principe, où l'on cuit tout un dîner avec un seul foyer alimenté soit par du charbon, soit par des lampes.

Parmi les divers charbons, celui de bois, d'un usage général à Paris, a l'inconvénient que j'ai dit tout à l'heure, mais pour celui de terre, le coke, l'anthracite, etc., c'est, à feu nu, le dernier des modes de coction, et tout à fait impropre à la cuisine — on est obligé de l'enfermer dans des appareils spéciaux qui enlèvent ou brûlent la fumée : et même alors, la chaleur ardente et âcre, qu'il dégage, nécessite une surveillance de tous les instants. — Je suis même porté à croire que son usage général dans les foyers d'Angleterre n'est pas étranger à ce fait que les habitants ne savent guère tirer parti de leurs ressources culinaires, qu'ils paraissent traiter l'estomac comme un verre à expérience ; matière inerte et insensible : comme par exemple et même dans le *Vegetist Dietary*, édition de 1881, on lit (page 43) la recette d'un pain blanc fait avec de la fleur de farine, du *bicarbonate de soude* et de l'*acide chlorhydrique*, « du vinaigre (page 8) fait avec de l'*acide acétique cristallisé* et de l'eau », etc., une pareille *chimie* est bien singulière dans un livre végétarien.

Ceux qui préconisent l'emploi du bicarbonate de soude ne réfléchissent pas que l'acide carbonique étant dégagé par la cuisson, il reste dans l'aliment de la *soude caustique*, dont la somme au bout d'une année, ne laisse pas que d'être considérable, doit nuire et nuit en effet à l'estomac. On peut l'évaluer, pour certaines cuisines, à plusieurs *kilos* qu'il n'est pas indifférent d'introduire dans l'économie.

CHAPITRE II

LE PAIN ET LE BLÉ. — PAIN DE MÉNAGE, DE GRA-
HAM ET AUTRES, PAIN BLANC, PAIN NOIR. PAIN
FAIT AVEC DIVERSES AUTRES CÉRÉALES, SARRA-
SIN, AVOINE, MILLET, ORGE, RIZ, ETC.

§ 1.

L'histoire nous apprend que les peuples com-
sommateurs de céréales, les Hindous, les Egyp-
tiens, les Latins, etc., sont ceux qui ont porté la
civilisation au plus haut point, tandis que les peuplades carnivores, ichtyophages ou molluscopha-
ges, comme celles du Nord, où la nature ne les
leur fournit pas, n'y sont arrivés que bien plus
tard et quand les échanges commerciaux, devenus plus fréquents et plus faciles, leur ont porté
cet aliment si précieux.

Il est parfaitement établi que l'on peut vivre et
se bien porter par l'usage exclusif du pain, —
autrefois les prisonniers n'avaient pour se nourrir que du pain et de l'eau, — aujourd'hui, certains Végétariens se sustentent uniquement avec
du pain *tout blé* dit de graham, et quelques fruits,
— les Bretons font usage de pain d'orge et de
bouillie d'avoine, les paysans russes ont du pain
noir, et du gruau de sarrazin, les Italiens la *polenta*, ou bouillie de maïs, les Écossais le pain
d'avoine, les Hindous le riz — en un mot, l'usage
de la viande est concentré sur le globe chez une
petite minorité qui, par contre, est décimée par
toute sorte de maladies — parfaitement incon-

nues de ceux qui ne font pas entrer, dans leur alimentation, les corps morts d'animaux et qui acquièrent par là une longévité et une santé remarquable: du corps et même de l'esprit, en vertu de l'axiome :

Mens sana in corpore sano.

La santé de l'esprit accompagne celle du corps.

Cette vérité n'est plus à démontrer, il ne faut donc pas s'étonner de ne pas trouver dans ce présent ouvrage, et pour s'entretenir en bonne santé des recettes de mets nécrophages; et même la trop grande variété des plats ne doit être recherchée que d'une manière judicieuse par quiconque veut jouir de ces deux santés et du bonheur qu'elles apportent dans la vie, au jugement unanime de tous. *Peu d'aliments, pureté absolue des produits, sobriété* dans le boire et le manger. C'est là tout le secret; simple comme tout ce qui est vrai.

J'ai démontré par pièces authentiques (1) que les Celtes et les Romains ne blutaient pas comme nous leurs farines et qu'ils faisaient usage d'un pain contenant le son du blé; il est certain que ce pain a un bien autre pouvoir nutritif que le pain blanc, qui, surtout aujourd'hui, et à l'aide de la chimie, falsifié et adultéré par toute sorte de produits et de drogues hétéroclites qui en font un aliment mauvais sans grande valeur nutritive. Il faut cependant reconnaitre que celui que l'on fait chez soi avec de la farine de bon grain fabriquée dans de bonnes conditions et peu blutée: — et sans employer le procédé des boulangers qui,

(1). *Des pierres à broyer les grains chez les Celtes et les Romains.* Broch. in-8 avec figures, 1882.

dans un but de lucre, y introduisent une grande quantité d'eau est assez bon.

Le pain blanc de bonne qualité, dit **Pain de ménage,** se reconnaît à sa couleur plutôt jaunâtre que blanche qui est due à la présence d'une petite quantité de son, — à son odeur franche de grain, à son goût appétissant, et surtout à ce que, tendre, il n'est pas si bon que le lendemain de la cuisson. C'est aussi quand il a un jour ou deux de date qu'il est meilleur à manger seul. — Pour les soupes, il faut préférer du plus vieux pain, car il subit en vieillissant, une transformation qui le rend apte à ne pas former, comme le pain tendre, une sorte de *colle* avec le bouillon. Voici le procédé de fabrication.

Prenez quantité suffisante de farine, récente, peu blutée, de grain pas trop vieux (1), l'espèce et la provenance des blés ont aussi certaine importance, et on peut dire que leur mélange entre eux ou avec du vieux est défavorable. — Formez, avec, dans la huche, une sorte de cupule au milieu de laquelle vous mettrez une quantité de levain *naturel* ou de pâte, égale à environ 50 grammes par kilo de farine.

Je proscris absolument tous les levains dont se servent aujourd'hui la plupart des boulangers. levains de bière. de malt, etc., fabriqués longtemps d'avance par des industriels, et qui n'ont pour résultat que de favoriser l'adultération du pain : de même que les additions de sulfate de cuivre, de carbonate de soude et d'acide chlorhy-

(1) La Maison Rustique de Bastien. à la fin du siècle dernier. recommande de laisser un *peu de son* dans la farine. C'est l'ancien *procédé français* oublié aujourd'hui et que préconise le présent ouvrage.

drique, etc., ou d'autre drogue chimique quelle qu'elle soit.

Je ne saurais répéter trop énergiquement que dans le bon pain, il ne doit pas entrer autre chose que de la farine et de l'eau qui soient de bonne qualité : et c'est certainement à l'oubli de cette règle — qui est stricte — qu'il faut attribuer, en partie, la baisse de la santé publique et tous les accidents dont se plaignent généralement ceux qui consomment le pain des boulangers : et qu'on attribue à d'autres causes que la véritable. La méthode que je préconise est l'ancienne, celle dont nos pères se trouvaient bien, et la nature qui est « *aussi sévère que bonne* » sait fort bien nous punir quand on transgresse ses lois.

Ce levain ne doit pas être plus vieux en date que de neuf jours environ, en deçà le levage se fait mal, au delà, il se développe des champignons, des acides et des microzoaires qui peuvent communiquer au pain de mauvaises qualités, car alors la cuisson ne détruit pas, comme quand il est jeune, tous les germes viciateurs, le peu de sel que l'on ajoute habituellement a aussi pour effet de les tuer ; mais à la campagne et dans certains pays, la Picardie, le Hainaut, etc., les ménagères n'en mettent pas du tout dans la pâte du pain.

Selon les préceptes de l'école de Salerne (XIIe sc.) il ne faut pas en mettre beaucoup, car :

Urunt res salsae visum, semenque, minorant,
Et generant scabiem, pruritum, sive rigorem.
Le trop de sel aveugle, et le sperme amoindrit,
Cause le tremblement, la gale ou le prurit (1).

(1) L'école de Salerne en vers françois, — par Levacher de la Feutrie. — Paris, 1779.

Le levage ne se fait bien que dans une température de 20 à 25°.

Quand le levain est dans la cupule, on verse dedans une quantité égale au poids de la farine, d'eau tiède à 40° environ (1) et on commence à pétrir le tout ensemble en faisant une sorte de boule qui se grossit par les parois de cette cupule — on continue jusqu'à ce que, la fermentation commençant, il se développe des bulles qui déchirent la pâte, ce que les ménagères appellent : *la faire parler*. Cela a lieu environ après une demi heure, en temps ordinaire (2).

On divise alors la masse en autant de parties qu'on désire faire de pains, et on les met séparément dans des paniers *ad hoc*, garnis d'un linge de toile, blanc de lessive, saupoudré d'un peu de farine, on laisse le tout dans la huche ; au bout d'environ quatre heures, plus ou moins, selon la température, la pâte a augmenté de volume, ce qui est le signe de la fermentation, — on prend alors un peu de pâte avec deux doigts et on la tire lentement du morceau, — si elle fait comme des filaments, — elle est prête à enfourner, sinon il faut la laisser encore jusqu'à ce que cet effet se produise.

On enfourne alors ; au bout d'une heure ou une heure et demie, le pain doit être cuit et bon à retirer. Il faut, pour le faire refroidir quand on le sort, le renverser : la partie qui touchait au sol du four, en haut ; sans cela l'humidité ne s'évaporant pas comme il faudrait, la croûte de dessous res-

(1) Certaines ménagères mêlent le levain, dès la veille, avec un quart environ de la farine de la fournée et le laissent lever pendant toute la nuit ; elles ne mettent le reste que le lendemain matin.

(2) C'est une erreur de croire que la fatigue de l'ouvrier et l'action de *geindre* sont utiles à la bonne qualité du pain. Il ne servent qu'à y faire pénétrer plus d'eau et, par conséquent à le rendre moins nutritif. Les ménagères ne *geignent* jamais.

terait humide et molle. Les ménagères reconnais-
sent de bonne cuisson en le tapant avec le doigt
recourbé, si le son n'est pas bien clair : elle n'est
pas réussie.

Le pain, fabriqué de la sorte, est suffisamment
aéré par les *yeux* ou chambrettes dans la pâte,
produites par l'acide carbonique et l'alcool qui se
développent durant la fermentation. Ces *yeux* ont
pour effet de commencer le travail de désagréga-
tion par les dents, qui ne pourrait se faire bien
sur une pâte trop ferme, et leur effet est pure-
ment mécanique. C'est une erreur de craindre cet
acide carbonique ou cet alcool, qui sont des excitants et des poisons que l'on doit éviter, car,
quand le pain est cuit, ils ont disparu en *totalité*,
évaporés par la chaleur du four (1), et la pâte de
blé reste seule avec ses propriétés nutritives, et
quelque peu de sucre qui ne sert qu'à le rendre
plus appétissant et aide beaucoup la digestion,
provenant du dédoublement d'une partie de l'amidon.

On fait aussi un excellent **pain de ménage bis**
en mélangeant un tiers, moitié ou plus de farine
de seigle. Ce pain est plus laxatif que le blanc, dont
l'amidon resserre, et est préféré par beaucoup
de personnes. On peut encore faire, en toute proportion, des mélanges avec l'orge, le millet, l'a-
voine. le riz, mais de tous, c'est celui avec addition de seigle qui est le plus usité, les procédés
de fabrication sont les mêmes pour toutes ces variétés.

Bien différent du pain de ménage, celui qu'on

---

(1) C'est par cette crainte chimérique que les Anglais font
leur pain au bicarbonate de soude et à l'acide chlorhydrique.
pour *imiter* la fermentation (*infermented bread*). Tous les
inconvénients qu'ils reprochent à celle-ci sont le fait des
levains falsifiés. Rien de pareil ne se produit avec le levain
naturel et de bonne qualité.

nous vend n'est à peu près passable que tendre : de la veille, il n'est plus mangeable, se réduit en poudre quand on le coupe, a un goût de *levain de bière rance*, etc.

Le pain de ménage, bis ou blanc, est incontestablement supérieur, et de beaucoup, à celui des boulangers qui, dans sa fabrication, ne considérant rien que le lucre, sont naturellement portés, dans un but de plus grand gain, à le falsifier le plus qu'ils peuvent, et quelquefois par les moyens les plus singuliers, constatés par les rapports officiels. Mais, le plus nutritif de tous, sous le même volume, c'est celui qui est fait avec tout le blé. C'est, on l'a vu, celui qui était en usage chez les Romains et même très probablement beaucoup plus tard en France et dans les pays Artophages. C'est l'Américain *Sylvestre Graham*, qui vers 1840, l'a de nouveau mis en lumière : aussi il porte généralement son nom. Il a beaucoup d'avantages, mais aussi quelques inconvénients : ainsi, on ne peut pas tailler de soupe avec, quand il est mal fait il irrite la gorge, etc. Je préfère de beaucoup l'ancien **pain de ménage** français, bis ou blanc et peu bluté. D'autres l'appellent pain *tout blé*. Je l'appellerai provisoirement de son nom le plus connu : **pain de Graham**. On le fabrique aujourd'hui chez les Arabes, sous la tente, avec des instruments tout pareils à ceux datant des Celtes, et que j'ai découverts en France ; mais je ne puis mieux faire que d'emprunter à M. Hahn, ce vétéran du Végétarisme (1), la manière actuelle de le faire.

Pour être sûr de la qualité de sa farine, on emploie des moulins à main, à meules d'acier, fabriqués exprès. On trouve depuis longtemps

_____

(1) Le pain naturel ou *pain Graham*, — par H. Thiele, — Montreux, 1877, — in-12 brochure.

ces moulins domestiques en Angleterre et en Allemagne, ainsi que des fours appropriés. Mais en France, nous sommes en retard pour cet objet, qui veut en avoir doit s'adresser à l'étranger, et c'est ainsi que l'on échappe aux falsificateurs, vrai fléau de notre pays : où il n'y a absolument pas d'autre moyen de leur échapper qu'en faisant soi-même son pain et même cultivant *ses* légumes dans *son* jardin.

« Il faut avoir soin que le froment soit bon, ensuite *bien lavé* (1), *séché et finement moulu* (selon les moulins, deux ou même trois fois ; il y a des moulins à main qu'on peut employer dans les ménages) On peut aussi séparer le son et la farine pour moudre chaque partie séparément et ensuite les mêler de nouveau, mais la chose essentielle est toujours que le son ne se perde pas. On enlève seulement les plus gros fragments au moyen d'un tamis ou crible. Pour faire ensuite le pain, on mélange la farine avec de l'eau tiède sans y ajouter ni sel, ni aucune matière fermentée, et, après avoir suffisament pétri la pâte (on a inventé des machines à pétrir dont on commence à se servir en Allemagne) on la laisse reposer de une heure à quatre heures et même davantage, selon la température de l'endroit et celle de l'eau. Peu importe le temps de repos pourvu que l'on ne laisse pas la pâte reposer trop longtemps, et que l'on attende seulement le moment de la première fermentation, dite la fermentation douce : que chacun fasse ses propres expériences à cet égard. »

« Ensuite on fait un pain de la forme que l'on

-----

(1) Le lavage du blé est utile pour lui enlever non seulement les poussières, mais encore certains petits bouquets de poils rigides qui sont au bout supérieur du grain et qui irriteraient la gorge dans la farine : on les enlève, dans les moulins, par des *talardages* répétés dans un violent courant d'air obtenu mécaniquement.

veut, mais pas trop gros (1 à 2 livres); on le met dans un four *bien chauffé*, et on l'en retire au bout d'une heure et demie ou deux heures: pour éviter que la croûte ne s'en sépare, il serait bon d'y pratiquer quelques petits trous avant de mettre le pain au four. Si le pain naturel est bien fait, il se conserve beaucoup plus longtemps que le pain blanc; en été quatre à cinq jours, en hiver, plusieurs semaines; voilà encore un grand avantage! On peut encore faire avec la même farine des petits pains, des biscuits ou zwibacks (1), des gateaux, des pâtisseries, des puddings, ainsi que des bouillies, des soupes (2), les dernières seraient surtout bonnes pour les personnes qui ont l'estomac faible ou de mauvaises dents, ainsi que pour les petits enfants. »

« Un dernier conseil à donner pour l'usage de ce pain, c'est de n'en pas manger trop... on ne peut vraiment assez insister sur la *sobriété*, règle capitale de l'hygiène. Ceux qui parlent de la sobriété, dit le docteur *Fonssagrive*, mangent *trop*. Ceux qui n'en parlent pas mangent *beaucoup trop*. »

Je suis heureux de me rencontrer dans ce précepte fondamental de la santé avec l'éminent docteur de Montpellier, et le savant fondateur de la *Obere Waid* (3), qui, aujourd'hui est mort.

On recommande généralement de laisser le pain reposer un jour avant de le manger. Nous avons vu tout à l'heure que pour le pain des boulangers, la chose était impossible, — pour le pain de ménage et même celui de graham, la règle, quoi qu'applicable en général, souffre des exceptions indivi-

(1) Sorte de petits gâteaux secs et sucrés fort goûtés en Suisse et en Allemagne.

(2) L'auteur veut dire des potages, les *soupes* sont faites en France avec du pain de ménage ou autre.

(3) Maison de santé végétarienne, près de Saint-Gall, où on applique, avec grand succès, depuis près de vingt ans, cette méthode au traitement des maladies.

duelles. Certaines personnes le préfèrent tendre ou demi-tendre, et ne s'en trouvent pas mal.

Si le pain de graham a des qualités nutritives incontestables, il a l'inconvénient d'être de pâte trop ferme, de ne pas se diviser facilement et de former dans la bouche, pour la mie du moins, une espèce de masse — si on le laissait fermenter plus longtemps, où ce qui revient au même, si on y ajoutait du levain *naturel* comme pour le pain de ménage, il serait mis dans la bouche à un état plus menu. — Mais ce pain a une bonne odeur et un goût appétissant de grain que ne possède pas l'ordinaire des boulangers.

§ 3.

L'acide qui se développe dans le levain dont la fermentation n'est pas trop avancée est de l'acide acétique — transformation d'une partie de l'alcool produit, — acide volatile et qui, comme ce dernier, ne *reste pas* dans le pain cuit. La crainte que l'on peut en avoir est donc tout aussi chimérique que celle de l'alcool : et, comme lui, il contribue à dilater les vésicules et à former des *yeux*.

Ai dit qu'un peu de levain *naturel* ne pourrait pas nuire au pain de graham que l'on fait actuellement: quant aux autres, quels qu'ils soient, je les repousse comme pour le pain de ménage.

Je crois que le sel que l'on ajoute aux autres pains est utile pour tuer les germes ou les microbes qui peuvent s'introduire dans des farines plus ou moins vieilles ou adultérées, — mais, pour le pain de graham, et quand on est *absolument sûr* de la qualité du grain ou de celle des produits qu'on emploie: le sel qui y est naturellement contenu peut suffire.

Une autre espèce de pain en usage dans les campagnes, beaucoup plus généralement qu'on ne le

pourrait croire quand on ne connaît que les villes,
c'est le **pain de ménage noir** ou **pain d'orge**,
dont la fabrication n'est bien connue que des ménagères qui le font, et ne s'est guère répandue en
dehors de ces régions.

Pour la nature de la farine, il faut observer que,
bien que le son d'orge ajoute, comme celui du blé,
considérablement à sa valeur nutritive, on ne
pourrait pas le laisser dans la farine, et qu'un blu-
tage est ici nécessaire, parce que l'écorce de cette
céréale est, de sa nature, rigide et piquante, et
qu'elle offense la gorge, qu'elle pique d'une façon
telle qu'il est impossible de la manger et qu'on est
obligé de donner cette pâte aux animaux, dont le
palais n'est pas si délicat, et pour lesquels on la
fait cuire, quand on réclame d'eux quelque travail plus fatigant.

On peut, comme avec le blé, mélanger en plus
ou en moins, ou mettre la farine pure : le pain a
une teinte plus ou moins noire : le procédé de
fabrication est exactement celui du pain de ménage : en observant que, comme la pâte d'orge a
beaucoup de tendance à fermenter naturellement,
il faut moins de levain, et que le levage se fait
dans un temps beaucoup plus court. — Son levain
même à cause de cela n'est pas employé, et on se
sert de celui de blé ou levain *naturel*, le même
que pour le pain blanc ou bis de ménage.

Par contre, le temps de cuisson est trois ou quatre fois plus long, et on est obligé de luter toutes
les ouvertures du four avec une espèce de mas-
tic économique fait avec de la bouse de vache.

Le pouvoir nutritif de ce pain est égal, sinon
supérieur, à celui du pain des Romains ou de Graham, il se rapproche aussi de ce dernier pour l'as-
pect, sinon la couleur de la mie — il doit pour pouvoir tremper dans des soupes, être coupé en tranches excessivement minces et petites, et il en faut

beaucoup moins que de pain blanc pour contenter l'estomac et entretenir une santé robuste.

Ce pain se conserve bien plus longtemps que le pain de graham. Les pâtres des montagnes de la Savoie ou d'autres pays qui hivernent quatre ou cinq mois sous la neige, en font une provision qui dure tout ce temps, et j'estime que c'est à son usage que ceux qui le consomment doivent de ne pas connaître l'énervement et les nombreuses maladies d'estomac ou autres qui s'abattent sur les gens des villes, si mal nourris avec leur pain falsifié des boulangers, et ayant, outre cela, le sang *gâté par la respiration des miasmes et des microbes* qu'engendre l'entassement et l'encombrement des organismes humains et autres.

Le **pain de seigle** pur ne pourrait guère suffire à l'alimentation continue, comme il a des propriétés laxatives. — C'est une espèce de médicament. — Sa fabrication est du reste, la même que celle du pain d'orge. Sa farine ne sert habituellement que pour les mélanges, soit avec l'orge soit avec le blé ou autre céréale : il apporte dans le pain ses propriétés spéciales fort utiles. Le méteil n'est autre qu'un mélange de blé et de seigle, semé, récolté, battu, moulu, granifié et cuit ensemble pour arriver à faire du pain bis.

§ 4

Le **pain de sarrazin** ou blé noir pur ou mélangé d'orge et de seigle, faisait encore, il y a cent ans, la base de l'alimentation des populations de la basse Normandie, comme la bouillie d'avoine celle de la Bretagne : tous les historiens en font foi : le blé n'y a été introduit que depuis cette époque. Comme la graine en est rarement pure, qu'elle est parfois mélangée d'ivraie ou d'autre graine délétère, ce pain a dans les campagnes, la réputation d'enivrer et d'endormir les travailleurs aussi on le consacre surtout aux animaux domestiques. — Lorsque la graine de blé noir est bien pure on en fait du pain, mais comme la farine (qui doit être blûtée) — ne contenant pas beaucoup de gluten, ne pourrait lever toute seule et ne formerait pas une pâte analogue à celle du blé, on la mélange avec moitié de farine d'orge ou de seigle, on obtient alors un pain qui ne se peut, la plupart du temps, conserver: ayant beaucoup de tendance à la moisissure; et qui ne se mange guère qu'en petite quantité, sous forme de galettes, sortant du four et avec du bon beurre; rassis ou froid il n'est plus si appétissant.

Le pouvoir nutritif du pain de sarrazin est aussi comparable à celui du pain noir, une ou deux galettes avec du beurre peuvent rassasier pour un déjeuner. — On consomme plus habituellement le blé noir sous forme de bouillies ou de crêpes — c'est le met national des Normands.

Les Irlandais et les Écossais font une espèce de **pain d'avoine** sans fermentation ni levage, qui est plutôt une sorte de gâteau sous forme de galettes. — Voici leur procédé, qui est bien simple:

Prenez de la farine d'avoine concassée grossièrement dite *gruau d'avoine*, faites-en une pâte presque sèche avec quantité suffisante d'eau bouillante, roulez-la en forme de galette mince, et mettez-la dans un four peu chauffé. Il faut éviter qu'elle ne se roussisse: quand elle est suffisamment cuite, retirez-la. On met les galettes au four sur une plaque de fer-blanc (*Vegetist Dietary*).

Cette préparation est fort usitée dans ces pays, et possède de bonnes qualités nutritives. Mais la farine d'avoine, préparée autrement, sert plutôt à faire des bouillies et même par mélange divers des crêpes: nous en reparlerons dans un autre chapitre.

On peut mélanger, en quantité variable, la farine de maïs avec celle de blé ou mieux de seigle ou d'orge pour faire du **pain de maïs** : ce pain était, au siècle dernier, mangé dans beaucoup d'endroits en France : ou employer celle de millet, aussi mélangé, pour faire un **pain de millet**, car ces deux farines, seules, ne pourraient pas faire un pain levé. — Mais ces mélanges dépourvus de qualités nutritives spéciales, ne sont en usage qu'en Italie, du côté de Mantoue ou dans le pays Bressan, etc. : ils ne peuvent guère être employés qu'en cas de nécessité, ou dans les localités qui n'en ont pas d'autre. Le pain des *Palafites* paraît en contenir beaucoup, d'après les échantillons trouvés dans les lacs de Suisse ou d'ailleurs, conservés dans la boue à gaz sulfhydriques, et que l'on voit dans divers musées. Le procédé de fabrication est du reste identique à celui que nous avons déjà rapporté (1).

On peut encore, en mélangeant avec la farine de blé, celle de différents légumes secs faire du **pain de haricots**, de **lentilles**, de **pois**, de **vesce**, etc. Mais il faut que tous ces ingrédients soient cuits préalablement à l'eau ou mieux au lait. Comme leur farine, ne contenant pas de gluten, ne pourrait pas lever, on ne peut guère en ajouter plus que le quart, si on veut un pain de belle apparence. Ces mélanges servent en cas de disette, ou pour la cuisine, le plus souvent on y mêle du lait et du sucre, ce qui en fait de véritables gâteaux, le *Vegetist Dictary* y ajoute même les inévitables sels de soude.

La falsification la plus commune du pain des boulangers consiste à y ajouter une certaine quan-

---

(1) On fait aussi avec parties égales de farine de blé et de *pommes de terre* bouillies, un pain assez bon. On peut du reste en faire dans ces conditions avec toute espèce de graines comestibles quelle qu'elle soit.

tité de farine de vieux haricots ou autre légume sec ou hors de vente (1) : on la reconnaît au goût fade de ces ingrédients *non cuits*, surtout dans la croûte. Quand il y en a trop, le pain ne lève pas et conserve la forme aplatie d'une galette : ils remédient à cela en y mettant du levain de bière en grande quantité, ce qui le rend encore plus mauvais... Un proverbe, déjà ancien, dit :

« Il n'y a rien de si hardi que la chemise d'un farinier, car elle prend, chaque matin, un voleur à la gorge !!! »

Il faut remarquer que la chaleur du four ne produit pas une véritable cuisson du pain, c'est ce qui fait que l'on reconnaît la falsification au goût, car les industriels — *industrieux* — qui fabriquent cette farine, ne se donnent pas la peine de faire cuire ce qu'ils y mettent, et ne cherchent qu'à tirer un parti *lucratif*, des vieux fonds de magasins des épiciers. Il faut savoir qu'en Auvergne, notamment, et dans d'autres pays, on était dans l'habitude, autrefois, de mêler au grain que l'on portait au moulin des graines *fraîches* de pois secs, de haricots ou d'autres légumes en petite quantité. — Il est incontestable que, dans ces conditions, la qualité de la farine n'est en aucune façon altérée : pas plus que si on mangeait des légumes récents avec du bon pain. Mais autre chose est le procédé actuel. Le mal pour la santé résulte de ce que, après avoir conservé trop longtemps en magasin, dans un but de spéculation ou autre, les blés ou les légumes secs, et les avoir laissés devenir de mauvaise qualité par trop de vieillesse, certains industriels veulent encore les mettre en consommation sous une autre

(1) Les annonces de farine de vesce, haricots, etc., s'étalent ouvertement dans les journaux de la meunerie, le *Courrier des Halles*, etc.

forme et en tirer un gain, parce que la mouture déguise tous les inconvénients. C'est là une bien grande preuve de cet axiome culinaire et sanitaire, qu'entre « produit jeune et produit vieux il y a différence de 100 à zéro ». Ce mal n'est pas nouveau, et ce n'était pas sans motifs que, chez les romains, Mercure était à la fois le Dieu du commerce et celui des filous. Allusion ingénieuse à la bonne foi commerciale.... des anciens....

Voici la formule d'un **pain de riz** d'Outre-Manche qui peut servir de point de comparaison :

— Faites bouillir une livre de riz dans deux litres d'eau jusqu'à ce qu'il soit bien crevé, pendant une heure et demie ; quand il est suffisamment refroidi, ajoutez un quart d'once de sel et quatre cuillerées de levure : mêlez avec quatre livres de farine, battez fortement, laissez monter la pâte, et cuisez comme de l'autre pain (*Vegetist Dietary*).

§ 5.

J'ai emprunté quelques recettes au livre végétarien anglais le *Vegetist Dietary*, qui a beaucoup de succès(1) dans son pays, mais je dois dire que je proteste absolument contre l'indroduction, dans la cuisine en général, et dans celle des Végétariens en particulier, des drogues chimiques que ce livre emploie dans beaucoup de plats et notamment dans les gâteaux et même dans le pain — (*unfermented bread*) ces drogues sont les *acides chlorhydrique, tartrique, acétique, bicarbonate de soude*, etc., etc. — Dans le pain sans levain il déclare n'y avoir pas besoin de sel, parce que la réaction en

____

(1) Cinq éditions depuis quelques années.

fournit (*no salt is needed, as the union of the acid and soda produces common salt*. (page 43) le gaz dégagé produit l'effet mécanique du levage, etc. C'est méconnaître étrangement les conditions de la nutrition normale chez l'homme.

L'estomac en santé se contente de peu mais il veut des produits purs et frais. Je sais bien que l'addition de la soude ou de la potasse dans les mets les fait se cuire plus vite, les conserve plus longtemps, et permet ainsi de réaliser des économies en permettant l'usage de plats vieux cuits dont la saveur est masquée, — mais la nutrition ne peut pas bien se faire dans ces conditions, et la nature proteste par des maux d'estomac, bientôt suivis de maladies sérieuses ; dont l'intensité toujours croissante doit être attribuée, d'abord à cette cause, puis à la falsification des denrées à laquelle on se livre aujourd'hui : c'est attaquer par les deux bouts, les fondements de la vie, et la santé publique n'est vraiment pas possible dans ces conditions.

Il n'est, comme je l'ai dit plusieurs fois, qu'un moyen d'échapper à ce danger, plus considérable qu'on ne se l'imagine — c'est de faire soi-même toutes les manipulations. Si les Anglais ne paraissent pas se rendre un compte exact de ce que c'est qu'une bonne nutrition et des moyens d'y parvenir, ils ont du moins le bon principe de ne se fier qu'à eux-mêmes dans la préparation de tous leurs aliments ; en France, c'était autrefois l'usage général et beaucoup de maisons ont encore des fours domestiques ; dans les autres on peut s'en procurer de portatifs.

De toutes ces différentes sortes de pain, la meilleure à mon sens, et pour le bien portant, c'est le **pain de méteil** avec addition d'un quart ou d'un cinquième de sa *recoupe*. Sorte de son de couleur blanchâtre que l'on obtient dans les manipulations de la farine. Cette addition lui donne un pouvoir nutritif considérable, comme tout le son au pain de graham : mais celui-ci, facile à supporter pour les estomacs de certains dyspeptiques ou des étrangers qui ne font pas comme les races latines un usage considérable du pain, pourra difficilement entrer, en France, dans la consommation usuelle, car il ne peut pas du tout, on l'a déjà vu, servir à la préparation du mets national français qui est la soupe taillée.

Ce n'est pas sans raison qu'on recommande, dans les anciens livres, d'ajouter du son dans la farine. Celui-ci contient un levain naturel, qui fait qu'on est obligé d'en employer moins. — Mais, seul, il ne suffirait pas. C'est pour cela que l'on n'en met point dans le pain de Graham, et que celui-ci n'a presque point d'yeux.

Depuis que la fabrication du pain est laissée presque partout aux soins des marchands, ceux-ci à force de vouloir gagner, en sont venus à en adultérer la qualité en général, et la santé publique s'en ressent : il est peu probable qu'ils veuillent se décider à nous donner de bons produits, et ce livre a pour but de mettre chacun à même de s'en procurer de nutritifs.

Comme le pain de méteil avec addition de *recoupe* ou d'un peu de son se rapproche beaucoup de celui des Romains (1) et même que c'est, à proprement parler, celui que nos pères consommaient, et qui leur donnait de la vigueur, je propose de l'appeler *pain romain* ou *pain français*, heureux que je serais si son usage, se répandant, pouvait rehausser le niveau de la santé générale, qui, chacun en convient, tend à s'abaisser.

______

(1) Voir ma brochure sur les pierres à broyer le grain.

§ 6

En Belgique et aussi en Angleterre, les ménagères végétariennes font quelquefois très économiquement leur pain, de Graham ou autre, en mettant simplement les pâtons, préparés suivant le procédé décrit : dans une ou plusieurs cocottes de fonte ou de tôle, avec, au besoin, quelques charbons sur le couvercle ; et maintenues sur le poële ou un fourneau ordinaire (1).

C'est l'ancien « Four de campagne » connu dans la cuisine nécrophagique, le temps de cuisson est le même que pour un grand four : et produit absolument identique. C'est, par le fait, la routine et l'ignorance seules qui empêchent que ce procédé très économique, et excellent à tous les points de vue, n'est pas plus employé, même des nécrophages.

Voici encore la recette, venant de Suisse, et détaillée ; d'un pain de G. perfectionné, que je donne à titre de renseignement :

« Pain de Graham. — Depuis longtemps on a reconnu que ce pain était le plus hygiénique, et il s'acquiert rapidement la faveur des masses. L'une des raisons pour lesquelles il n'est pas plus généralement employé, c'est qu'il est plus difficile à faire que le pain blanc, et qu'il faut plus de soin pour le fabriquer. Après avoir essayé plusieurs fois sans obtenir de bons résultats, la ménagère découragée abandonne la partie, et le pain de Graham disparaît de dessus la table à la grande satisfaction de tous. C'est parce que nous croyons, toutefois, que l'on peut arriver à faire du bon pain de Graham, que nous donnons ici quelques indications. Elles sont le fruit

(1) Voir à la fin, le chapitre de la cuisine végétarienne Belge.

de labeurs qui nous ont coûté souvent de tristes expériences.

« Tout d'abord, vous avez besoin de bonne farine, de bon levain et d'un bon four. Si vous êtes en possession de tout cela. vous pouvez mener le procédé à bonne fin. Les commençants feront bien d'employer au moins un tiers de farine blanche, attendu que par ce moyen on peut plus facilement réussir sans diminuer sensiblement la valeur du produit. En vue de simplifier. nous présenterons dans leur ordre les différentes phases du procédé.

« 1. *Le choix de la farine*. La farine blanche, outre qu'elle ne doit pas sentir le moisi, doit tirer légèrement sur le jaune ; elle doit être sèche et s'émietter quand on la laisse échapper des mains après l'avoir tant soit peu pressée. Les mêmes règles s'appliquent à la farine de Graham seulement celle-ci se moisit très facilement et engendre des vers.

« Nous avons fait l'expérience que les meilleures qualités de farine de Graham sont celles qui ont le son le plus fin, attendu que dans la contrefaçon on ne fait que mélanger du son grossier à de la farine blanche. Mais si vous pouvez obtenir de la vraie farine de Graham moulue grossièrement c'est celle qui vaut le mieux. hormis dans certains cas de dyspepsie et de maladie d'intestins.

« 2. *Le tamisage*. Si vous n'avez pas de tamis spécial, le simple tamis d'office ou même une passoire fine peuvent suffire. Ce que l'on a en vue c'est d'aérer les particules de farine, de les séparer de façon à rendre la masse plus légère et d'en enlever toutes les substances étrangères.

« 3. *Le mesurage*. On ne peut mesurer la farine qu'approximativement : meilleure elle est et plus elle peut absorber d'eau. En règle générale 10 livres de farine donnent 15 livres de pain, en sorte

que si vous prenez 3 litres de farine bien remplis
et un litre d'eau, à peine, vous pourrez faire une
pâte de la consistance requise et éviter toute perte
de farine.

« 4. *Chauffer la farine*. Après l'avoir mesurée,
mettez la farine dans la terrine à pétrir, sur le
feu, et remuez soigneusement avec la main jusqu'à ce que toute la farine ait acquis environ
25° Centig. Grâce à cette précaution vous pouvez être assuré que votre pâte lèvera vite, et
c'est là une condition essentielle à votre succès.
Pendant que la farine se chauffe, faites dissoudre le levain dans un peu d'eau tiède, très peu.
Le meilleur levain, c'est la levûre de bière ; mais
n'importe quel bon levain suffira. Il faut qu'il s'é-
miette facilement et qu'il sente bon. La mauvaise
levûre est filandreuse et fait du tort à la santé.

Quand la farine est assez chaude, ôtez-la du feu
et commencez à

« 5. *Faire le levain*. Faites au milieu de la farine, un creux appelé fontaine, comme pour le
pain blanc, et après y avoir versé la quantité,
nécessaire d'eau tiède, à laquelle vous avez ajouté une demi-tasse de sucre et un peu de sel,
vous ajoutez le levain. Avec une cuillère, délayez-
y un peu de farine de façon à former une
pâte claire. Quand cette pâte ou second levain a
atteint le double de son volume, commencez à la
pétrir et continuez jusqu'à ce que toute la farine
ait été incorporée. Mieux vaut pour cela la laisser dans la terrine, car en l'exposant à l'air frais
on risque de retarder la fermentation ; mais on
peut l'en enlever et la travailler sur une planche
si la chambre est chaude. Laissez de nouveau la
pâte jusqu'à ce que son volume se soit doublé. Elle
doit être assez sèche pour ne pas s'attacher à la
main, et il ne faut plus y ajouter de farine. Elle
est prête à mettre dans les moules.

En la plaçant dans les moules, maniez-la le moins possible : cela en expulserait l'air et rendrait le pain lourd.

« Les pâtons doivent remplir les moules à moitié environ, et sitôt qu'ils ont gonflé suffisamment pour en atteindre le sommet, mettez-les dans un four modérément chaud (235-345°C.) et cuisez de 1 heure à 1 h. 1/2 en diminuant la chaleur graduellement. On peut recouvrir les pains d'une feuille de papier s'ils cuisent trop vite par-dessus ; une trop grande chaleur brûlerait la croûte sans cuire l'intérieur. On reconnaît que les pains sont cuits à point quand une paille qu'on y a enfoncée en ressort nette et qu'ils rendent un son creux quand on les frappe du bout du doigt. Les simples moules de tôle sont ceux qui donnent les meilleurs résultats.

« Quand les pains sont cuits, retirez-les du four et déposez-les sur une planche sans trace de résine ou rien qui pourrait donner du goût au pain ; il faut qu'ils soient placés dans le même sens que quand ils étaient dans le four, car ainsi la croûte restera tendre. Il n'est pas nécessaire de les couvrir. Une fois froids, placez-les dans une boîte ou marmite à pain de fer-blanc ou de terre. N'y touchez pas avant qu'ils aient vingt-quatre heures. Si vous avez de la bonne farine, du bon levain, un bon four, que vous veilliez à conserver toujours votre pâte à la température de 25°C. pendant tout le temps de la fermentation, que vous ayez tout mesuré avec soin et que votre four soit à la température requise, le succès ne saurait que couronner vos efforts (1) ».

Depuis quelques temps en Suisse ou en France, on s'est aperçu de l'anti-nutritivité du pain extra-blanc et chimique des boulangers (il y a 10 ans que je le prêche !) on a essayé de faire mieux

(1) (Bâle) Mme DE F.

qu'eux avec diverses pâtes où entrait du son:
comme par exemple l'**aleuronat**. Mais tous ces
essais plus ou moins heureux ou dispendieux ne
sont par le fait que des sortes de gâteaux, et non
pas un pain qui soit du pain et avec lequel on
puisse tailler une soupe ou beurrer une tartine ! etc.

Toutes ces élucubrations ne valent pas je
le répète, l'ancien succulent **Pain de ménage**
de nos grand'mères avec addition de recoupe;
qui donne un produit un peu jaunâtre, mais fleu-
rant l'odeur de blé; et non pas un gâteau d'as-
pect noirâtre, peu engageant, malgré ses qualités possibles et qui ne le remplacera pas.

CHAPITRE III

DU LAIT ET DE SES DÉRIVÉS, CRÈMES, BEURRE, FRO-
MAGES, PETIT-LAIT, ETC. — LAIT DE DIVERS ANI-
MAUX. — LAIT VÉGÉTAL.

§ 1.

Dans les premiers vers du chant XIII de l'Ilia-
de, Homère parle de populations, ne se nourrissant que de lait, et que ce régime a rendu les
plus justes des hommes ; à coup sûr, un pareil
effet ne peut pas être produit par celui que consomment aujourd'hui les habitants des villes et la
plupart de ceux des campagnes : En effet, sous le
nom fallacieux de « conservateur », les — marchands de lait — y ajoutent une certaine dose
d'un sel de potasse, de soude, du Borax, de l'acide salicylique, de la glycérine ou autre ingrédient
chimique, après l'avoir toutefois écrémé et fait
bouillir. Voilà la falsification la plus habituelle et
la plus connue, sans compter celles que révèlent
les bureaux d'analyse et celles que l'on a pas découvertes (1).

De la sorte, quiconque veut être absolument
sûr de la virginité de ce précieux aliment, doit en
avoir chez lui l'animal producteur : et même cela
reviendrait à dire qu'il ne faut pas habiter les villes, car les conditions défavorables pour la santé

(1) Dans la Suisse, en pleine *Gruyère*, la patrie autrefois du
bon lait pur et sain : ce lait que l'on consomme dans les villes
et que l'on transporte de la montagne, contient tant de « conservateur » qu'il laisse dans la bouche et la gorge une sensation de brûlure et donne des maux d'estomac !!!

s'y font sentir tout aussi bien sur l'organisme des animaux que sur celui de l'homme, et la phtisie, qui décime les vaches qu'on y renferme dans des étables sans leur donner l'air pur et les sains pâturages des champs, leur procure un lait qui, s'il est plus abondant que dans l'état normal, est un produit maladif et qui, le plus souvent, contient et peut donner les germes de la tuberculose.

Il va sans dire que, pour qu'il produise tous les bons effets qu'on est en droit d'en attendre, le lait doit être complet, pur, fraîchement trait et absolument exempt de toute manipulation ou ingrédient hétéroclite quelconque. J'ajoute que le transport le change de nature et le prédispose au *tournage*: surtout en été. — Comme la viande vivante, c'est un produit animal, et comme à elle, les secousses et le surmenage lui sont funestes: on peut donc dire qu'on n'en pourrait guère consommer, dans Paris, par exemple, si on n'y ajoutait pas de drogues chimiques; les magasins des grands marchands de lait, au lieu de production, sont de véritables usines d'où sort le produit que l'on connaît, et qui n'a que bien peu des qualités du lait véritable (1).

On se doute bien qu'un tel état de choses, n'étant pas normal, doit produire des effets morbides ; les Parisiens qui consomment, surtout un sexe, beaucoup de café au lait, lui ont fait la réputation d'ailleurs méritée, de causer à ce sexe, certaines maladies..... ils ont raison quant

(1) Ces adultérations du premier des aliments de l'homme qui se sont répandues partout, font que le pasteur Baltzer dans ses ouvrages Végétariens, fait beaucoup de réserves à son sujet et ne lui donne pas l'importance que sa nutritivité mérite. Je ne l'imite pas parce que le bon lait, pur et vierge, n'est pas responsable de la sophistication des marchands, et que d'ailleurs c'est un des ingrédients les plus utiles de l'art culinaire et même de la médecine naturelle. (Voir la note 2 de la page 59).

à leur cas ; mais des populations entières, les Bretons par exemple, en prennent à la fin de tous leurs repas et en font une consommation considérable sans que leurs femmes aient remarqué la même chose que celles de Paris.

Aussi M. Fonssagrive, le savant de Brest, auteur d'un traité d'hygiène que j'ai déjà eu l'occasion de citer, place le café au lait parmi les meilleures préparations : il entretient la liberté du ventre, etc.

Sans entrer dans des analyses qui sont le fait des traités de chimie, je dirai que le lait est un aliment qui, tout seul, suffit à entretenir la vie ; c'est le premier que nous ayons pour *construire* le corps humain, c'est aussi celui qui, dans bien des cas, suffit à le rétablir dans un état normal, quand une maladie lui a porté préjudice : la nature n'a pour agir que des procédés simples et toujours les mêmes.

Les organismes sont différents, et comme il est peu de personnes qui aient toujours vécu selon les lois de l'hygiène, les effets sont variables : mais on voit, par l'expérience, que ceux qui sont habitués de se nourrir du lait ou de ses dérivés y trouvent la santé et n'ont même que du dégoût pour toute autre nourriture.

Le lait est aussi un contre-poison général et administré dans la plupart des cas. Autrefois on le donnait avec succès aux phtisiques, surtout *celui des chèvres*, qui ne contractent jamais cette maladie — mais aujourd'hui, et à tort selon moi on a renoncé, du moins généralement, à cette médication si rationnelle ; du reste avant l'introduction de la thérapeutique chimique, le lait avait, dans la médecine curative, une place fort étendue celle au moins que lui assigne la raison. Sydenham le mélangeait avec la bière sous le nom de *Zythogala* : avec des pommes cuites chez les varioleux, etc., le médecin *suisse* Wepfer, et l'anglais Cheyne (1) n'employaient presque d'autre médicament, et voulaient que dans le déclin de la vie, comme dans son commencement, on en fit un usage exclusif, etc. (2) ; si ces pratiques salutaires sont abandonnées aujourd'hui, il faut sans doute s'en prendre aux adultérations que l'industrialisme a apportées à ce précieux aliment thérapeutique.

Le lait frais a parfois, en dehors de toute falsification, des propriétés purgatives : cela tient à la nourriture qu'a pris la vache, car celui de cet animal est le plus sensible à ses différentes alimentations ; certaines herbes sont bien connues dans les campagnes pour produire cet effet, et quelques expérimentateurs ont profité de cette propriété d'assimilation pour administrer ainsi plusieurs médicaments par *contre-coup*.

On accuse le lait de vache, pris exclusivement, de rendre l'intestin, et même l'esprit, paresseux : cela tient à ses propriétés réellement calmantes, dans tous les cas celui de chèvre n'a pas les mêmes inconvénients, et il est bien préférable pour la nourriture des enfants.

§ 2.

La **diète lactée** se compose d'une tasse de lait pur d'environ un quart à un demi litre le matin, une soupe faite avec quelques tranches de pain et un demi-litre à midi, un riz clair avec pareille quantité de lait vers six heures du soir, et une

(1) Cheyne. Règles sur la santé et sur les moyens de prolonger la vie. Bruxelles, 1727. 1 vol. in-12.

(2) Tissot de Lausanne — dont on a réimprimé dernièrement l'ouvrage écrit il y a un siècle, mais encore d'actualité, sur la *Santé des gens de lettres et des gens du monde* fait le plus grand cas de l'usage du lait.

tasse pareille à celle du matin ou un peu plus faible en se couchant ; on peut aussi varier avec du fromage dit *à la pie* — trois petites tasses de lait par jour peuvent entretenir la vie chez certaines organisations. On peut encore le mélanger avec diverses substances, mais cela constitue de la thérapeutique, et ne rentre pas dans le cadre que je me suis tracé.

La plus connue de ces mixtures, fort utile pour atténuer les mauvais effets du lait des villes, consiste dans l'addition, au lait chaud, d'un ou plusieurs jaunes d'œuf ; c'est ce qu'on appelle le **lait de poule**.

On délaie le jaune dans une très petite quantité d'eau ou de lait *froids*, on agite avec une cuillère, et on ajoute peu à peu au lait *chaud*, en tournant modérément (1).

C'est un réconfortant usuel, utile pour amener une légère sudation chez celui qui s'est refroidi et que menace un rhume, lequel est parfois enrayé avec cela et quelque tisane légère : selon le précepte hippocratique : — *Principiis obsta* (il faut s'opposer au commencement des maux).

Lorsqu'on abandonne le lait dans une pièce de température constante et à 12 ou 15°, il s'en sépare au bout de 24 heures ; la **crème** que l'on recueille avec une cuillère.

Ce produit du lait peut se consommer seul ou s'ajouter aux divers plats que l'on fait avec lui. — Il sert avantageusement pour remplacer l'huile, qu'il est difficile de se procurer pure et sans mélange ou sophistication : et, pour assaisonner avec le *vinaigre naturel* de pommes, de raisin ou de mûres (2), les diverses salades qui servent

____

(1) Le lait a une grande affinité pour les œufs et leur mélange fait la base de mets très réconfortants et de très bon goût. Nous en parlerons en son lieu.

(2) Voy. le chapitre IX : *Des condiments :*

à varier l'alimentation : puis comme succédané, plus fin et plus délicat, du beurre : qui en est du reste extrait par le *baratage*. Il se mélange aussi avec le lait caillé, récent et encore imparfaitement séparé, pour faire ces petits fromages succulents connus sous le nom de *bondes de Neufchâtel* (Seine-Inférieure). Le lait écrémé passe pour se digérer plus facilement. La crème est un des produits les plus délicats que l'on connaisse : fraîche elle flatte le palais, mais comme elle prend plus que tout autre, et rapidement, le goût de ce qui l'environne, il faut n'employer que de celle-là, et la rejeter quand elle est vieille ou d'origine suspecte. Je ne saurais insister trop sur l'absolue nécessité d'avoir de bons produits pour retirer, du régime végétarien, tous les avantages qu'on est en droit d'en attendre.

Le meilleur **beurre** se fait avec de la crème levée sur du lait doux, trait depuis 10 ou 12 heures : mais il en reste encore une grande quantité, de qualité plus inférieure, et que l'on sépare plus tard. On le bat par divers procédés qu'il n'y a pas pas lieu de décrire ici, et on en retire la motte, que l'on lave à grande eau bien fraîche.

Le barattage est une opération assez difficile, et qui demande une certaine habileté pour le bien réussir, mais il est un autre procédé, qui nous vient des pays du Nord : il consiste à mettre directement le lait dans la baratte, et à le battre de suite ; par là on obtient un beurre dont les qualités sont bien préférables, parce qu'il ne vient pas de crèmes plus ou moins vieillies (1).

On conserve bien le beurre en le salant, mais

______

(1) Dans les usines à lait qui fournissent Paris, on extrait en une heure, à l'aide d'appareils à rotation rapide, tout le beurre contenu dans la partie non vendue. avec le résidu. on engraisse parfois des porcs, ou on le jette simplement à la rivière de l'endroit.

comme l'usage du sel est rejeté par certains Végétariens, je ne parlerai que du **beurre fondu**.

Mettez votre beurre dans un chaudron de cuivre jaune ou rouge non étamé et bien clair : feu modéré : laissez-le fondre lentement, puis bouillir jusqu'à ce qu'il paraisse bien clair sous son écume, ce qui demande 3 heures de cuisson, retirez alors du feu, enlevez l'écume, puis versez dans des pots de grès bien propres et chauffés au bain-Marie — mettez refroidir dehors ou dans un courant d'air — exempt de tout miasme. — Quand le beurre est refroidi — on doit mettre dessus une couche de sel blanc, qui ne se mêle pas au beurre, et n'a pour fonction, que de tuer les germes microbiques de l'air qui le feraient infailliblement fermenter ou aigrir ; pour obtenir ce résultat, on peut aussi noyer les pots dans un grand baquet d'eau froide ou salée, mais il faut la renouveler souvent.

On peut aussi conserver la provision usuelle, fondue ou non, en la faisant nager librement dans un vase plein d'eau fraîche et renouvelée chaque jour : c'est le moyen le plus simple et le plus économique.

Le mois de mai est pour le lait, le beurre et leurs dérivés, celui où il est de meilleure qualité : quant aux falsifications et adultérations, elles sont innombrables, et je renvoie pour les reconnaître, aux traités spéciaux sur la matière.

Le beurre est surtout un produit du nord ; la basse température à laquelle il fond (32° environ) en rend l'usage et la fabrication presqu'impossible dans les pays du midi où il est remplacé par l'huile d'olive. Mais pour se procurer celle-ci pure dans le commerce on se heurte, là comme partout, aux falsifications, véritable fléau de la santé publique : et il vaut mieux employer ce que nous donne le climat du pays où l'on est.

Ces deux produits sont, du reste, les seuls similaires admis dans la simple cuisine du Végétarien, à l'exclusion de toute graisse quelconque provenant d'un animal mort ou tué par le boucher.

§ 3

La matière solide qui reste du lait quand on en a extrait le beurre, c'est le *caseum* ou **fromage** ; il se présente d'abord sous forme molle et de couleur blanche : plus connu sous le nom de lait caillé ou **fromage blanc**.

Celui-ci, seul ou mélangé avec un peu de crème, forme un aliment très sain et fort employé autrefois, avant que l'usage de la nécrophagie ne fût devenu général. Le lait abandonné à lui-même se caille spontanément, il en est de même lorsqu'on y ajoute du *vinaigre de pommes* ou de *raisin*, on peut aussi se servir du suc de *figuier*, de la fleur du *chardon béni*, de celle du *chardon sauvage*, du *gingembre*, et du *gallium* ou *caille-lait*, ce dernier est employé en Angleterre pour faire le fameux fromage de Chester, mais le plus ordinairement on se sert de *présure* qui est le suc gastrique de jeunes veaux, à cause de la petite quantité qu'il en faut (grosseur d'un haricot pour 10 litres de lait) et de la rapidité de son action ; comme on a pas encore trouvé d'autre moyen de se procurer la présure que de tuer l'animal qui la fournit : les Végétariens qui le peuvent, ont à choisir entre les autres moyens que j'ai indiqués.

Il va sans dire que je répudie tous les *caille-lait* fabriqués par des industriels qui n'ont en vue que le lucre et cachent leurs procédés : car je recommande de toujours se servir des produits *naturels*.

Il y a deux espèces de fromages, ceux faits à froid, et ceux fabriqués par la cuisson : ces der-

niers ont le grand avantage de se garder longtemps : un an ou deux, quand ils sont bien faits.
Mangés avec du pain, ils constituent un des facteurs d'une bonne alimentation. Mais il faut éviter ceux qui sont rancis ou trop haut goût et
nauséabonds, car alors ce n'est plus qu'un excitant, dont on ne peut pas dire comme l'école de
Salerne :

Languenti stomacho caseus addit opem,
A tout faible estomac, fromage est salutaire.

Quand on fabrique le beurre, il reste, comme
résidu un liquide blanchâtre appelé **lait battu** ou
de beurre : celui-ci fait partie du régime des
paysans du nord de la France, des montagnards
suisses, etc., c'est certainement une des causes
de leur force et de leur robusticité. Lorsque le
lait est dépouillé de tout principe caséeux et butyreux, il n'est plus qu'un liquide clair, verdâtre,
qui est connu sous le nom de **petit-lait**.

Le petit-lait, sans constituer un aliment, sert et
profite merveilleusement comme dépuratif du sang :
associé avec des raisins, il forme une médication
qu'on peut appeler *végétarienne,* à l'aide de laquelle on fait, tous les jours, et dans la saison,
des cures vraiment étonnantes, suivies dans des
établissements bien connus des médecins.

Le **lait de chèvre** plus léger que celui de
vaches, et qui, nous l'avons déjà vu, ne *peut pas*
provenir d'animaux phtisiques, est aussi, à cause
de cela, celui qui convient aux personnes délicates ; c'est le meilleur pour les enfants à défaut
de celui de la mère ; il n'a qu'un seul inconvénient, c'est que l'on ne peut pas en avoir en hiver ; car les chèvres, qu'elles soient ou non couvertes, n'en donnent pas en cette saison : il con-

tient moins de beurre et moins de sucre que celui de vache, mais aussi beaucoup plus de fromage.

Le **lait de femme** est évidemment le mieux approprié aux besoins de l'économie humaine; mais qu'il provienne de personnes bien portantes, ce qui devient rare ; car un proverbe populaire dit qu'un « bon biberon vaut mieux qu'une mauvaise nourrice ou même une mauvaise mère » : et c'est ainsi que les meileures règles perdent de leur actualité, car il est certain que *théoriquement* le lait maternel est le meilleur pour l'enfant. Son emploi chez les tuberculeux était autrefois très commun et donnait de bons résultats, malgré la difficulté de s'en procurer en quantité suffisante, il est plus sucré, plus caséeux et moins butyreux.

Le **lait d'anesse,** c'est le serum qui y domine; il est estimé plus rafraîchissant que les autres, ne charge jamais l'estomac, et réussit chez les phtisiques qu'il engraisse et à qui il rend le teint frais et beau.

Le **lait de brebis** ne sert guère que pour la préparation de fromages, ou d'un lait caillé que l'on vend dans certaines régions sous le nom de *jonchées,* mais il a, quand il n'est pas préparé, un goût qui ressemble à celui du suif, on ne le consomme guère en nature.

Les Tartares du nord de la Russie fabriquent avec le **lait de juments** une boisson fermentée qui paraît avoir de l'analogie avec la bière, et posséder des propriétés reconstituantes et nutritives; elle est connue sous le nom de *koumiss,* mais le lait de juments n'est pas le seule apte à le produire, et le koumiss que l'on vend dans certaines officines (1) est fait tout simplement avec du lait de vache additionné d'orge ou de toute autre substance fermentescible.

(1) Notamment chez M. Blayn ; pharmacien à Paris, rue du Marché-Saint-Honoré.

On trouve depuis quelque temps, dans le commerce, un produit appelé **lait condensé** qui est celui-ci évaporé dans le vide ou autrement, et privé de la plus grande partie de son eau de composition. Tantôt additionné de 40 0/0 de sucre, tantôt sans addition : on reconstitue alors le lait en y ajoutant 3 ou 4 fois son poids d'eau. Quand il n'y a pas de « conservateur » ce produit vaut certainement mieux que le lait ordinaire des villes. Mais rien ne remplace la nature, et bien malheureux sont ceux qui sont forcés de faire passer leurs aliments par les alambics de l'industrie.

Au Para, à la Guyane, à Vénézuéla et dans l'Amérique tropicale, les indigènes tirent par incision du tronc de certains arbres appelés *palo de vaca, hya-hya, masaranduba,* un liquide laiteux, sorte de sève qui est une espèce de **lait végétal** ; cette sève est légèrement visqueuse, de couleur jaunâtre et exhalant une odeur de baume assez agréable, elle sert à les nourrir, et ils engraissent par son usage.

L'analogie avec le lait ordinaire est complète ; le liquide contient une partie butyreuse ou huileuse qui forme d'abord pellicule, puis s'augmente considérablement : une substance animalisée qui forme un caillot ayant beaucoup de rapport avec la fibrine du sang, et enfin un serum aqueux contenant un peu de sucre et de sel de magnésie (*Boussingault*).

Le lait de ces différents arbres n'a pas la même composition, tantôt c'est une sorte de cire qui remplace la partie huileuse, tantôt il y a d'autres minimes différences, mais il est certain que les gens du pays en font un grand usage, et que des Européens les ont imités et s'en sont bien trouvés ; il serait à désirer qu'on pût transporter sous nos climats tempérés, des arbres si utiles.

CHAPITRE IV

DES LÉGUMES A L'ÉTAT FRAIS OU SEC. — DES ŒUFS
DE DIFFÉRENTS ANIMAUX, RÉCENTS OU CONSERVÉS.

§ 1.

Gleïzès, le père du Végétarisme en France, disait en 1840, dans sa *Thalysie*, et d'après le grand sage de la Grèce, Pythagore : que le « régime des herbes » était seul capable de donner à l'homme la santé robuste de l'âme et du corps. Cette expression malheureuse, qui a donné lieu à de fausses interprétations de la doctrine, ne signifie rien autre que : les plantes herbacées, herbes potagères, fruits, grains ou les légumes : et à ce point de vue l'expérience prouve qu'il avait raison. Malgré le chaos alimentaire et culinaire où nous vivons pour la plupart : quiconque voudra essayer, sérieusement sans parti pris, le régime végétarien dans les conditions que j'indique, ne tardera pas à se convaincre de sa prééminence.

Ce n'est pas ici le lieu de parler de leur composition chimique. Je renvoie pour cela à l'excellent *Manuel d'Hygiène et de Végétarisme* de M. le professeur Raoux (1), dont les ouvrages ont tant fait pour la propagation de la vérité — mon livre, venant après les siens — trouve la démonstration faite et n'y revient pas.

Des légumes, le plus grand nombre se consomme cuits, au beurre et dans l'eau ou le lait : la petite quantité de sel qu'on ajoute généralement aux légumes a pour objet, non seulement

(1) Et à mon *Traité de végétarisme* de 1891.

de les rendre sapides mais aussi de remplacer celui de combinaison qu'ils perdent par l'ébullition — chaque Végétarien est libre d'en mettre à sa fantaisie ou pas du tout selon son goût et on ne saurait en pareille matière poser de règle générale que celle que je donne, c'est-à-dire de n'abuser de rien.

Quelques-uns se mangent crus, avec un peu de condiments nécessaires à la plupart des estomacs pour faciliter la digestion de crudités. Ce sont : les *radis* et les *raves* dont on fait des salades : les *artichauts*, la *laitue*, la *chicorée*, le *pissenlit*, le *cresson*, les *oignons* doux, l'*ail* et l'*échalotte*, utiles dans les climats du midi, et qui servent, là, de déjeuner, avec un morceau de pain, à bien des gens, qui, quand ils sont sobres, ne sont jamais malades.

Quelques personnes mangent aussi crus les *fèves*, les *carottes*, les *petits pois* ou les *pommes de terre*, etc. En Bretagne même, et ailleurs, on dit des enfants qui consomment des pommes de terre crues : qu'ils se font ainsi un estomac et un tempérament d'une robusticité à toute épreuve.

Dans l'alimentation nécrophagique, on croit généralement que les légumes sont peu nourrissants. C'est une grande erreur — ceux qui contentent le mieux l'estomac, comme les fèves, haricots et lentilles, contiennent bien plus de principes azotés que la viande, et forment même la base de farines reconstituantes que l'on vend très cher aux badauds qui se sont délabré les organes par l'usage d'une cuisine recherchée et incendiaire. Ils n'ont pas eu le bon esprit de prendre la santé là où elle est, c'est-à-dire dans la sobriété et l'usage des légumes — la force des choses et de la vérité les y ramène, et ils deviennent Végétariens malgré eux : s'ils eussent commencé par là, ils se fussent épargné les pertes de temps, de santé, et aussi d'argent qu'ils ont faites, sans compter les inconvénients de toute sorte attachés par la nature à l'état *pénitentiel* de maladie.

Les personnes mêmes, qui consomment beaucoup de légumes, laissent souvent se perdre la plus grande partie de leurs principes nutritifs solubles : si elles rejettent l'eau de cuisson : — une chose généralement ignorée est que cette eau, qu'ils soient frais ou secs, peut servir lorsqu'on les a préalablement dépouillés de tout immondice par un lavage rapide à l'eau froide ou tiède : à faire d'excellentes soupes ou potages, en y ajoutant un peu de beurre et quelque peu, plus ou moins, du légume lui-même — nous en reparlerons au chapitre suivant.

L'eau contenue dans le légume frais se mêle à celle de cuisson et l'augmente parfois considérablement. Ce bouillon est aussi le meilleur excipient pour lui faire, avec la farine de Graham (1), récente ou de la crème, une sauce appropriée — contrairement à la méthode anglaise abusive qui la compose au moment du manger.

§ 2.

L'usage de la farine de graham au lieu de farine ordinaire pour la **sauce blanche** est fort à recommander, elle ajoute considérablement au pouvoir nutritif du plat. Comme cette sauce sert à presque tous les légumes, surtout les frais, j'en donne la recette :

Mettez dans une casserole un bon morceau de beurre (un quart de livre pour quatre à cinq personnes) sitôt qu'il est fondu et pas plus tard, ajoutez deux ou trois cuillerées à bouche de farine de

____

(1) C'est la farine non blutée dont on a parlé au chapitre II.

graham (1), laissez chauffer doucement pendant cinq minutes en tournant toujours avec une cuillère de bois ou d'argent, verser ensuite, toujours en tournant, de l'eau, ou mieux le bouillon du légume, et mieux encore du lait pur et étendu, quantité variable suivant l'épaisseur que vous voulez donner à la sauce ; quelques instants avant de verser sur le légume, ajouter trois jaunes d'œufs par quart de beurre. Salez à volonté ou pas du tout, puis versez sur le légume chaud. Mais il faut servir de suite et ne pas laisser : ni macérer sur le feu, ni refroidir, — le plat contracterait mauvais goût. On peut relever en ajoutant le jaune d'œuf, avec un filet de vinaigre naturel de pomme ou de raisin, le jaune se délaie mieux.

Si on veut la faire **à la crème** — mettre moitié moins de beurre et de farine, mais un peu plus de vinaigre, car cette sauce est fort grasse, la crème remplace alors le lait.

A l'aide de cette sauce, on peut, en l'ajoutant à tous les légumes, varier considérablement l'ordinaire — sous le nom d'*asperges d'hiver* on fait, en cette saison, avec elle et des côtes de feuilles de chou bouillies à l'ordinaire un plat excellent.

Certaines personnes rejettent ces côtes et même la tige centrale — elles ont bien tort — la moelle contenue dans cette tige est la partie du chou la plus sapide, la plus délicate et la plus nutritive.

Un seul chou peut ainsi, avec un léger dessert, suffire au repas de trois ou quatre personnes, il donne une soupe et un plat qui forment une alimentation fort saine et qui se digère facilement avec un léger exercice. Le chou demande, pour bien passer, — une cuisson parfaite et assez longue.

Pour la *sauce au beurre* on la fait avec quan-

(1) On peut aussi la mêler en toute proportion à de la bonne farine fraîche et naturelle.

tité suffisante de bon beurre, frais ou conservé —
on se trouve bien d'y ajouter une pincée ou deux
de farine pour l'épaissir légèrement ; et, selon le
légume, quelque peu de persil, de cerfeuil ou de
ciboule hachée, des oignons, de la laitue, etc., etc.

Dans les pays du midi, on fait la cuisine avec
de l'*huile d'olive :* — si on peut s'en procurer de
la bonne (1), on pourra l'employer, mais on peut
dire qu'en général, à chaque pays son produit
spécial. La grande chaleur du climat qui rend l'estomac paresseux, fait qu'on y emploie beaucoup
les piments, les poivres et les excitants de toute
sorte ; mais, là comme ailleurs, ils ne produisent
qu'une vigueur momentanée et obtenue aux dépens de la santé. On voit, par contre, que les Arabes, par exemple, qui ne vivent guère là que de
grains et d'eau, sont forts, vigoureux et *longèves*
(longævi).

Dans les pays du Nord, l'huile ne sert que
pour les salades et pour faire de bonne friture à
pommes de terre, aubergines, etc., quand on n'a
pas de beurre ou de panne.

Les légumes mangés en *salade* peuvent s'assaisonner avec de la bonne huile et du vinaigre de
pommes ou de raisin. — Ce vinaigre n'attaque
pas les dents et les muqueuses, comme le jus de
citron employé par quelques Végétariens, ou le
vinaigre chimique du commerce : — il flatte le
goût, et on peut s'en servir avec la crème (voy.
chap. préc.) ou l'huile, sans y ajouter ni poivre
ni sel ; — il est suffisamment sapide pour qu'on
puisse s'en passer.

---

(1) C'est avec celle d'*Arachide* que l'on falsifie le plus souvent l'huile d'olive, et c'est se tromper que de croire échapper
aux adultérations en se servant des autres huiles végétales ;
outre que le goût n'y trouve guère son compte, on ne pourra
se garer des sophistications du commerce qu'en produisant
soi-même : et dans ces conditions, il y a de nombreux succé-
danés du beurre ou de l'huile d'olive que l'on suspecterait.

§ 3.

La table du Végétarien est simple et frugale ; aussi ce livre n'est pas surchargé du fatras recherché des traités de cuisine. Néanmoins, on peut varier, suivant la saison, le légume, sa sauce en plus ou en moins, avec un ingrédient ou un autre. Pourvu que l'on évite soigneusement les sels chimiques, les excitants, les produits mauvais ou adultérés, on est sûr de s'entretenir en santé.

On peut assaisonner comme ci-dessus les légumes suivants :

Choux de toute espèce.
Choux-fleurs.
Pois verts et secs.
Haricots verts et secs.
Fèves vertes et sèches.
Lentilles, Orge, Sorgho.
Riz, Avoine, Millet.
Carottes, Chervis.
Panais, Navets.
Oseille, Semoule, Fécule.
Poirée, Châtaigne d'eau.
Arroche ou Bonne-Dame.
Gruau ou Farine de blé.
Blé vert, Maïs.
Laitues, Châtaignes.
Chicorée sauvage.
Raifort, Choux-rave.
Chicorée ordinaire.
Cresson, Cresson alènois.
Pissenlit, Aubergines.
Raiponce, Mâche.
Raves, Céleri.
Pourpier.
Sommités fraîches d'Ortie.
Sommités fraîches de Houblon.

Sommités fraîches de Fougère.
Asperges, Manioc, Tapioca.
Cardes, Poirées et Cardons.
Artichauts, Choux-palmiste.
Oignons, Ail, Rocambole.
Concombre, Cornichons.
Epinards, Poireau.
Salsifis, Scorsonère.
Melons, Pastèques, Potirons.
Pomme de terre, Topinambour.
Betterave, Cacao.
Igname, Patate, Souchet.
Caroube ou Fève de Pythagore.
Umari ou Pois palmiste des Antilles.
Soja, Gesse, Vesce.
Rhubarbe.
Fleurs d'Acacia, de Sureau, etc.
Champignons comestibles.
Lichens, Algues marines, etc., etc.
Et autres, suivant les pays.

Pour faire avec des légumes une cuisine succulente, il faut qu'ils soient frais cueillis. Heureux sont ceux qui n'ont qu'à descendre dans leur jardin... Le printemps, l'été, l'automne fournissent leur contingent, mais en hiver on ne peut guère avoir que des légumes secs, car les primeurs que l'on se procure à grands frais ne sont, la plupart du temps, que des produits sans goût ni qualité nutritive. Il faut donc, si l'on veut avoir de la verdure en hiver, la conserver. Mais je condamne la plupart des conserves du commerce, car il y a presque toujours dedans de la potasse ou de la soude, la date en est incertaine, etc., etc. Celui qui veut avoir des produits dont il soit absolument sûr, doit les faire lui-même, selon les règles de l'art et mon troisième axiome.

La meilleure des **conserves domestiques** est celle qui se fait avec le beurre fondu.

Prenez de l'oseille, cerfeuil, poirées, arroche, pourpier, des concombres, etc.; ajoutez-y du persil, des ciboules, car un arome facilite la bonne conservation du tout. Epluchez et lavez ensuite, hachez et pressez pour chasser l'eau ; puis, mettez cuire dans un chaudron avec un bon morceau de beurre ; laisser mijoter deux ou trois heures, jusqu'à ce que l'eau soit évaporée. Mettez alors le tout dans de petits pots, car une fois la conserve entamée, il faut la consommer rapidement. Quand le tout est froid, coulez dessus une mince couche de beurre, couvrez avec du sel pour tuer les microzoaires ambiants qui feraient rancir votre beurre et conservez dans un endroit de température basse et égale, sans humidité. Avec ces conserves et du bouillon d'haricots ou de lentilles, on fait, en un moment, des potages ou des soupes excellents. On peut aussi y mettre une liaison de quelques jaunes d'œuf avec du lait ou de la crème et s'en servir pour mettre sous des œufs durs, etc.

Le temps le plus favorable pour confire des herbes est la fin de septembre. Il faut couvrir les pots, soit avec du papier, soit avec une soucoupe ou assiette.

§ 4.

Les œufs.

Quand bien même le raisonnement et l'expérience ne démontrerait pas le tort que l'on a de manger les corps des animaux tués ou morts, et d'absorber les principes morbides y contenus, il suffirait de considérer que la chair comestible n'est point faite avec de la chair, puisque les animaux carnivores ne sont point bons à manger et que ceux qui ont le plus de force musculaire la puisent dans un régime exclusivement herbivore.

Cependant, les substances azotées ou albuminoïdes sont utiles au corps humain, mais on comprend qu'il est rationnel de les aller chercher non pas là où elles ont déjà fabriqué du muscle, c'est-à-dire dans la viande qui n'est, à bien parler, qu'un *caput mortuum :* mais là où elles ont été préparées pour *en faire* par le laboratoire de la nature dont nos officines de savants ne sont qu'une contrefaçon ridicule.

Dans les œufs frais, c'est-à-dire couvables et capables de donner, par la chaleur ou le magnétisme de la mère, naissance à un animal ; la vie est à l'état latent, prête à se développer si les circonstances sont favorables, ou à périr, dans le cas contraire ; elle est à un état qu'on peut appeler *chrysalidal.* C'est donc une sorte d'animal vivant, le seul auquel un Végétarien puisse ôter la vie, non pas par des raisons de mysticisme, mais parce que pour ceux doués de mouvement la chose est, on le sait, inutile ou nuisible.

Aussi les œufs frais sont merveilleusement appropriés à la réparation d'une économie usée par la maladie ; c'est un des aliments légers et des mieux à choisir pour un convalescent. En effet, il y trouve tous les éléments de fabrication d'un corps naissant, et il semble que la vie s'y greffe sur un nouvel organisme pour lequel elle emploie les matériaux destinés à un autre usage. On pourrait en dire autant du lait, mais celui-ci est moins digestible pour l'organisme malade ; et, comme il a besoin d'être caillé par le suc gastrique pour être digéré, pour peu que l'estomac n'en fournisse pas assez ou même trop, il est rejeté.

Les œufs n'ont point cet inconvénient et se digèrent bien mieux, l'expérience le démontre.

Il va sans dire que les seuls appropriés sont les frais. A mesure qu'on s'éloigne du jour de la pondaison, ils sont plus mauvais, ne donnent que des résultats incomplets, et bientôt ils sont au même niveau que la viande et même l'avariée, véritable poison animal, comparable aux microbes de l'air et que l'estomac ne peut digérer, tout en protestant par des douleurs, des pincements et tout le cortège morbide, qu'à la faveur des excitants : poivres, vinaigres, piments, le tout au grand désavantage de la santé normale.

On peut cependant **conserver les œufs** pour l'hiver en opposant à l'endomose, car ils ont comme matière organisée, une sorte de respiration et les microbes qui s'y introduisent avec l'air, les font gâter.

Pour cela, il faut, sitôt qu'ils sont pondus, les enduire de bonne huile d'olive, sans oublier un seul point. Quand ils sont secs, on les met sur un lit de cendres ou de son, recouverts avec, dans une boîte qui ferme hermétiquement. On peut mettre plusieurs couches les unes au-dessus des autres ; conserver le tout dans un endroit sec. Il faut ensuite, si on veut les faire à la coque, les mettre tremper quelque temps dans l'eau froide.

D'autres personnes les conservent sans huile, dans un lit de *chaux*, de *sel* ou de *sciure de bois de chêne*, substances qui toutes remplissent plus ou moins l'indication de tuer les microbes fermentigènes (1).

On reconnaît la fraîcheur des œufs en les *mirant*, procédé des marchands qui consiste à les regarder à contre jour, au travers de la main à demi-fermée et formant une espèce de tube. Il faut qu'ils soient clairs et transparents : et on arrive vite, par la pratique, à reconnaître le degré voulu.

Les œufs, le lait et la farine sont les trois ingrédients qui ayant entre eux une grande affinité, forment une sorte de trépied de la cuinise végétarienne. Certains Végétariens qu'on pourrait appeler intransigeants répudient ces deux premiers et s'adressent, pour l'alimentation, exclusivement aux végétaux. Il est certain qu'on peut ainsi entretenir la vie, l'exemple des anachorètes le prouve ; mais, si c'est là une vertu qui, il faut le reconnaître, dispense de beaucoup de maladies et conduit ses adeptes à un âge avancé, elle est bien difficile à suivre dans notre civilisation (2) :

1. Dans l'Orient, on conserve les œufs deux et trois ans entiers dans le sel. Pour cet effet, on met du sel dans l'eau jusqu'à saturation. Quand la saumure est faite et que l'œuf surnage, on jette de la cendre dedans ; il se fait ainsi une sorte de pâte dont on entoure chaque œuf, qu'on enveloppe ensuite de feuilles de chou.

Un œuf frais, cuit dur, peut se conserver un bon mois et plus, et à l'air libre.

2. En vertu de cet axiome : *On est nourri autant par ce que l'on respire que par ce qu'on digère*, il faut considérer que les ermites, anachorètes, stylites, etc., se tenaient au grand air et loin des *microbes* et des miasmes des villes, et que l'histoire ne dit pas qu'aucun d'eux aient vécu dans ces conditions éminemment défavorables et délétères.

Vera intuere, media sequere.
Vise à la perfection, sans pouvoir y atteindre.

Les œufs peuvent se consommer *en nature* et sans aucun assaisonnement, quand ils sont encore chauds de la poule, de la façon suivante :

On perce avec une épingle ou un canif les deux bouts d'un œuf d'un trou d'un ou deux millimètres de diamètre ; alors, renversant la tête, on le place sur la bouche de manière à ce qu'un des trous soit en bas, puis on aspire lentement jusqu'à ce qu'il soit vidé.

Cette méthode est employée avec succès par les chanteurs qui veulent s'éclaircir la voix; l'expérience leur a démontré que la cuisson ne donnait pas les mêmes résultats.

L'œuf ainsi *sifflé* (c'est le terme employé), sert aussi pour réconforter, donner de la vigueur ; mais il ne faut pas en abuser, car l'action resserrante de l'albumine se ferait bientôt sentir et le remède deviendrait dangereux ou rejetterait d'une maladie dans une autre.

Ils sont innombrables les plats tous succulents et nourrissants, dont le lait, les œufs et la farine sont la base ; on pourra les trouver dans tous les livres de cuisine et s'en servir en évitant l'emploi de substances nuisibles à l'estomac. Je veux seulement donner la recette du plus simple, du plat type, dont tous les autres ne sont que des dérivés : les **œufs au lait**.

Prenez six œufs que vous délayerez avec une demi-cuillerée de farine, deux cuillerées de *jus de canne* (1) ou de *miel*, dans un demi-litre de lait, mettez le tout dans le plat creux où vous devez servir ; faites cuire trois quarts d'heure à feu doux ou au bain-marie, saupoudrez de jus de can-

1. Voy. chap. VII.

ne cristallisé, passez la pelle rouge tout prêt pour brunir et servez aussitôt.

Comme ce plat peut se manger froid, il ne faut pas, plus que les autres en général, le faire réchauffer, suivant le précepte déjà cité de Boileau, qui pourtant n'était pas un classique de l'hygiène.

On mange aussi, en Europe, les œufs d'*oie*, de *cane*, de *dindon*, de *paon*, de *faisan*, de *vanneau;* les autres ont un goût amer ou de sauvage : en Afrique, ceux d'autruche et de crocodile. Les œufs de tortue sont très usités aux Antilles et dans l'Océanie ; ceux de l'esturgeon sont consommés en Russie et Sibérie sous le nom de *caviar*, etc.

L'œuf qui a été transporté subit, comme les autres produits animaux, une diminution de vitalité : — il est moins apte à la conservation. En Ecosse on fait cuire les œufs frais — seulement au point où le blanc devient laiteux ; et on les garde ensuite trois ou quatre mois, sans autre préparation ; pour les manger, on les fait simplement réchauffer dans l'eau à température peu élevée et ils ressemblent, par le goût à des œufs frais du jour.

Les meilleurs sont ceux des poules nourries de grains ou d'herbes : quand elles mangent des hannetons ou des insectes, ils ont un mauvais goût... Argument en faveur de la nourriture végétarienne... des poules.

CHAPITRE V

DIFFÉRENTES ESPÈCES DE SOUPES ET DE POTAGES.

§ 1.

Il est, en France, un proverbe qui a cours parmi le populaire, — mais qui, malgré ou plutôt à cause de cela, exprime une vérité culinaire. C'est celui-ci :

C'est la soupe qui nourrit le soldat.

On peut même remarquer qu'il est tout favorable au Végétarisme.

La soupe, en effet, c'est le mets national de France ; nulle part elle n'est fabriquée aussi gégéralement que là, bien peu de nous n'en consomment pas au moins une fois par jour ; — en quelques endroits même, elle est servie à deux repas du jour et forme alors presque toute la nourriture de l'habitant.

La **soupe** se fait avec du pain taillé en tranches et trempé d'un bouillon quelconque, de pot au feu ou de légumes. — On taille dans une soupière, puis on verse dessus le liquide bouillant et on couvre avec un opercule, pour que la vapeur d'eau, concentrée par là, imbibe et ramollisse le pain avec les sucs sapides du bouillon. Si celui-ci n'était pas à la température de 90 ou 100 degrés, le trempage ne se ferait pas dans de bonnes conditions.

On sait que le bouillon de viande ou d'animaux est peu nutritif ; aussi on doit le réserver pour les malades: c'est un véritable médicament dont l'usage continu n'est pas sain pour les bien portants. Aussi je n'en parlerai qu'au chapitre XI.

Par contre, on fait une excellente soupe avec l'eau de cuisson d'un ou de plusieurs légumes, quels qu'ils soient, additionnés d'un peu de beurre. Les haricots, lentilles ou pois, spécialement, peuvent, individuellement, faire le bouillon d'une excellente soupe. Si on laisse, avec, quelque peu du légume, celle-ci n'en est que meilleure, plus nutritive et plus sapide. Avec les légumes seuls, additionnés de quelque peu d'oignons, on fait au lieu d'une soupe, un potage aux lentilles, pois, etc. Les haricots seuls ne sont pas, du moins, généralement usités en potage: mais rien ne s'oppose à ce que la cuisinière ou la ménagère végétarienne en compose à son gré, et même on peut dire que les livres *ad hoc* ne lui servent que de direction, et que chacune d'elles a une manière particulière de faire qui est aussi bonne qu'une autre: *avec de bons produits bien conduits, on ne peut faire que de bons mets.*

A la saison, on peut, de même, employer les légumes seuls ou réunis. Les choux, poireaux, carottes, navets, petits pois coupés en petits morceaux, constituent toujours, avec un peu de beurre ajouté quelque temps avant de servir, une très bonne **soupe jardinière**. On peut aussi en faire un potage et on conçoit, sans qu'il soit besoin de les décrire, les mille façons de les accommoder en ces deux manières.

Voici la recette d'une **soupe à l'oignon** rapide, et que l'on peut préparer en dix minutes: le temps de faire bouillir.

Prenez cinq ou six oignons assez gros, épluchez, coupez, de quatre ou cinq traits horizontaux et de deux verticaux et diamétraux, puis mettez-les frire jusqu'à rousseur dans demi-quart de beurre. Emplissez d'eau simple ou additionnée de moitié de lait bien pur et bien frais ; puis, au moment de l'ébullition, versez sur votre pain et couvrez le tout. Si vous n'étiez pas sûr d'avoir du lait récent, il vaudrait mieux ne l'ajouter qu'au moment de servir. Salez, un peu ou pas du tout, à volonté.

On peut aussi se servir, à défaut d'oignons, de poireaux coupés fin de même, ou d'échalottes, ou même de ciboules, et ajouter du fromage râpé.

Le chou est encore une ressource précieuse d'été et d'hiver pour la table frugale du Végétarien ; il est plus ou moins sapide suivant les espèces, un seul peut faire les frais d'un repas complet et fort nourrissant ; car il contient beaucoup de principes azotés et nutritifs.

J'en ai déjà parlé au chapitre : « Des légumes. »

Voici la recette de la **soupe aux choux** végétarienne :

Prenez un chou, autant que possible frais cueilli et non saboulé par les marchands, ôtez les basses feuilles, — que l'on peut ajouter quand elles sont propres, — ou qu'on peut mettre de côté pour faire des *asperges d'hiver* selon la recette citée au chapitre VI, lavez à l'eau froide pour ôter tout immondice : quand la pomme est suffisamment dégagée, couper en quatre en conservant la tige centrale, dont la moelle est fort succulente ; puis jeter, avec bouquet de poireaux, deux carottes, deux navets, plus ou moins, dans la marmite presque pleine d'eau ; donnez un fort bouillon, puis laissez mijoter deux heures au moins.

Faites alors roussir dans une casserole du beurre, — un demi-quart environ pour deux personnes, — ajoutez l'eau du chou, laissez prendre un bouillon et jetez sur votre pain comme à l'ordinaire. Le beurre qui n'a pas bouilli dans la marmite donne au plat un bien meilleur goût.

Cette soupe est — quand on peut avoir de bons choux d'espèce succulente — fort bonne et très nourrissante. J'ai déjà dit comment un seul chou pouvait suffire au repas de deux ou trois personnes d'appétit ordinaire. Il est quelquefois utile de *laver* le chou dans un peu d'eau bouillante; cette pratique est usitée pour tous les légumes verts, dans le midi et même ailleurs. On prétend, par là, éviter la crudité qui donnerait des maux d'estomac aux personnes délicates.

Soupe aux poireaux et pommes de terre. — Il est certaines associations de légumes usitées par une routine qui a certainement sa raison d'être. Cette soupe a les qualités de l'autre et, de plus, les propriétés détersives et dépuratives légères d'un de ses ingrédients, le poireau, un des meilleurs légumes qui soient.

Il y a deux principales manières de préparer cette soupe, une des plus appropriées par les temps de neige ou humides.

I. Prenez, pour trois personnes, cinq ou six beaux poireaux et autant de pommes de terre de moyenne grosseur, épluchez et lavez. Coupez les poireaux en segments de deux centimètres environ, plus ou moins. Mettez dans la marmite et faites bouillir, puis mijoter selon l'art un long temps, au moins deux ou trois heures et même plus : elle n'en est que meilleure, puis, au moment de jeter sur le pain, faites roussir du beurre avec quelques oignons et ajoutez-le ; d'autres personnes y mettent alors du lait ou un jaune d'œuf. On peut écraser aussi les pommes de terre.

II. Dans la seconde manière, on fait bouillir le beurre roussi avec les deux légumes ; cela donne un goût plus relevé : on sale à volonté. Le reste comme précédemment.

Soupe à l'oseille. — Mondez quantité suffisante de feuilles d'oseille bien fraîches, et mettez-les bouillir, comme dans la recette précédente, avec une petite quantité de poireaux hachés menus qui ôtent au plat de son âcreté. On se trouve bien de faire cuire le beurre roussi avec les légumes. D'autres personnes font revenir l'oseille et les poireaux dans le beurre et font bouillir ensuite le tout. D'autres ajoutent au bouillon fait, moitié ou un quart de bon lait frais.

Cette soupe est fort rafraîchissante, surtout de la première manière : c'est un demi-médicament avec lequel il vaut mieux se traiter que d'avaler des drogues répugnantes.

On peut aussi la relever avec un jaune d'œuf émultionné dans un peu de vinaigre de cidre ou de raisin. Dans ce cas, on bat le blanc dans un peu d'eau ou même dans le bouillon, et on ajoute : il doit former des petits filaments blancs et non pas, au moment de jeter sur le pain, des grumeaux ou une masse.

Soupe à la citrouille. Coupez en tranches ou en petits morceaux quantité suffisante de citrouille ou de potiron bien propre. Mettez bouillir une heure environ, jusqu'à réduction en bouillie ou écrasement facile. On a jeté l'écorce et les pépins et l'espèce de tissu qui tient après. Mettez-y alors un peu de beurre et du sel et faites-lui donner encore quelques bouillons, puis faites bouillir du lait, quart ou moitié de l'eau employée, et sucrez-le avec du miel ou du jus de canne (1). Versez alors le lait dans la citrouille et remuez pour bien mélanger. Puis mettez sur le pain, couvrez, laissez couvert environ un quart d'heure pour bien tremper, et servez (2).

Certaines espèces de citrouille contiennent tel-

(1) Voy. chap. VII.
(2) Certaines espèces de potiron font une soupe plus succulente étant bouillies sans autre eau que celle qu'ils contiennent naturellement.

lement de sucre qu'on peut aisément ne pas en mettre ; il faut alors ajouter de l'oignon en tranches revenu dans le beurre. Là comme ailleurs, le sel associé au sucre, le relève et même le fait paraître meilleur : le lait n'est pas indispensable mais rend la soupe meilleure.

Soupe au lait. — Prenez une pinte de lait pur et faites bouillir avec deux ou trois grains de sel et un morceau de sucre. Versez alors sur votre pain moitié de votre lait et le tenez chaud et couvert. Mettez alors cinq jaunes d'œuf délayés dans le restant du lait sur le feu, en remuant toujours. Dès que le lait s'épaissit, il faut de suite retirer et jeter sur le pain, puis servir. On rend cette soupe plus agréable au goût en y ajoutant, après ébullition, un zeste de citron.

On la fait aussi plus simplement sans œufs et avec addition d'eau en quantité variable. C'est un des plats où cela s'aperçoit le moins mais il faut toujours du sucre, sans quoi elle serait trop fade. Cependant, certains Végétariens ne mettent dedans, pas plus que dans toute leur cuisine, aucune épice ni condiment.

§2.

J'ai déjà dit que la *soupe* au pain appartient en propre à la cuisine française. Ce que l'on appelle de ce nom à l'étranger, ce sont la plupart du temps des potages assez compliqués, avec un mélange de sucre, de fruits, d'amandes, d'épices et de vin ajoutés à la mie de pain grillée dans le beurre ou aux amandes pilées, surtout en Allemagne, où, vu cet art culinaire échauffant, on comprend la réaction des Végétariens, surtout contre le sel et les salaisons, dont ils abusent. Mais l'abus n'est pas une raison pour se jeter dans l'excès contraire, et il y a longtemps que la sagesse des nations a dit :

In medio virtus.
Le sage est loin de tout excès.

Voici comme spécimen deux soupes d'outre-Rhin. Soupes à la farine et à la bière.

Soupe à la farine. — Faites roussir à sec et sans beurre de la farine de Graham ou autre dans une poêle ; délayez-la toute chaude dans une quantité de lait suffisant pour un potage, ajoutez du sucre et de la poudre de cannelle. Faites cuire ce mélange en tournant toujours. Au moment de servir, épaississez avec quelques jaunes d'œufs et jetez le tout sur des croûtons frits, des tranches de pain grillées ou du biscuit de mer concassé.

Soupe à la bière. — Faites roussir 1/2 livre de pain blanc de ménage émietté dans du beurre frais, ajoutez-y un litre de bière forte, autant de bon vin rouge, de l'écorce de citron hachée, du sucre et quelques autres épices, laissez bouillir et jetez le tout sur des tranches de pain frites ou de biscuit concassé. Cette soupe, ayant bouilli, ne contient plus d'alcool libre.

Voici, pour terminer le paragraphe, deux soupes qui me viennent de Suisse : elles ont beaucoup d'analogie entre elles.

Soupe aux herbes. — Après avoir épluché, lavé, égoutté et essuyé certaine quantité d'herbes, telles que laitues, oseille, poirée, pourpier, cerfeuil, etc., et les avoir hachées au couteau, les mettre sur un feu doux dans une casserole avec un bon morceau de beurre, les y tourner avec une cuiller de bois, et quand elles sont bien fondues, y mêler un peu de farine. Mouiller avec de l'eau, laisser bouillir un instant, puis, pour servir, lier avec des jaunes d'œufs et verser sur le pain en mettant les herbes dessus. (Lausanne).

Consommé de légumes pour remplacer le bouillon de viande. Coupez un pied de céleri, un oignon, une échalotte, demi-navet, deux carottes, un poireau, demi-tête de choux en tranches minces, écrasez légèrement une gousse d'ail : Mettez dans une casserole un peu large 120 grammes de beurre fondu. Laissez-le venir bien chaud. Mettez 4 grains de poivre (?) et les légumes. Tournez sur un feu vif jusqu'à légère coloration de ceux-ci. Ajoutez alors deux litres environ d'eau, salez et laissez cuire pendant une bonne demi-heure à petit feu. Passez le bouillon dans une terrine où vous le laisserez reposer avant de le décanter et de le jeter sur le pain grillé ; ajouter du cerfeuil ou persil haché.

On peut, pour le rendre meilleur, y ajouter au moment de le faire bouillir, une bonne poignée de pois trempés d'avance. Mais il faut faire bouillir plus longtemps et laisser davantage avant de décanter.

(Buchofer-Lausanne).

Je trouve, dans cette dernière, une trop grande préoccupation d'avoir un bouillon clair, il n'en serait que plus nourrissant si on jetait sur le pain, légumes et pois, c'est une bien grande recherche et fort nuisible à la santé, que de vouloir trop alambiquer la cuisine et les mets. Et on voit, par la comparaison, que le système français est plus simple et se rapproche davantage du *naturel* que les autres.

§ 3.

Les *potages*, on le sait, diffèrent des soupes en ce que, dans ces dernières, le pain trempé est un ingrédient constant et indispensable, tandis que les premiers sont composés la plupart du temps, ou d'un seul principal, ou de plusieurs légumes, mais servis seuls et sans l'adjonction du pain, du moins en nature.

La quantité de potages que l'on peut composer avec des substances végétariennes est considérable et infiniment plus grande qu'on ne pourrait le croire dans le régime au cadavre. Elle suffit amplement à le défrayer pendant toute l'année. Dans le livre d'alimentation végétarienne qu'a publié en allemand M. Hahn de la Obere Waid, près de Saint-Gall, et qui a près de 500 pages in-8, les potages — sous le nom impropre de soupe (*suppe*) — jouent un rôle considérable et prennent près d'un tiers du volume, etc.

On ne s'attend pas à ce que je les donne tous. La cuisine française, on l'a vu, est moins compliquée que les étrangères, et tous, en définitive, dérivent d'un petit nombre d'entre eux. Je ne donnerai donc que les recettes principales ou les plus usitées, laissant à chaque ménagère la satisfaction d'en faire de nouveaux en modifiant ou mélangeant mes recettes.

Potage végétarien au riz. — Prenez trois cuillerées de riz, lavez-les dans un peu d'eau froide, mettez-les dans un litre et demi d'eau. Quand elle commence à bouillir, ajoutez trois pommes de terre, un poireau coupé fin, demi-navet coupé fin, une feuille d'oseille, quelques rondelles de carotte, du céleri, mais pas de chou, il nuirait au goût. Deux heures de cuisson à petit feu, quantité suffisante de beurre fondu, qui se mettra petite quantité avec les légumes, le reste trois quarts d'heure après. Saler modérément.

(Madame P. Paris.)

Ce potage, quand il est réussi, possèdent un excellent goût et est très réconfortant et nourrissant.

Potage vermicelle à l'oseille. — Faites cuire de l'oseille selon l'art, avec un morceau de beurre. Quand elle est bien revenue, ajoutez quantité suffisante d'eau. Faites bouillir, jetez dedans le vermicelle. Une demi-heure d'ébullition à feu doux. Au moment de servir, tournez un jaune d'œuf à part avec de l'eau ou un peu de bouillon et ajoutez.

On peut associer l'oseille à tous les potages : riz, semoules, graines, pâtes, etc. (Madame P. Paris).

L'oseille a pour effet de corriger l'influence de ces potages qui est légèrement échauffante. Mais il faut l'employer en nature et éviter, pour cause de composition inconnue — ses préparations toutes faites d'avance.

Potage (suppe) aux pommes de terre. — Faites bouillir dans de l'eau *salée* une bonne quantité de pommes de terre, puis passez-les par un tamis de crin, mettez demi-quart de beurre dans une casserole avec les pommes, une cuillerée de farine, et faites revenir pendant cinq minutes. Ajoutez d'abord 2/3 de lait, et ensuite l'eau nécessaire et faites cuire 10 minutes. Au moment de servir, ajoutez deux œufs entiers et un quart litre de crème. Mettez encore, si voulez, de petits morceaux de pain grillé.

(Madame Fischer-Dock (Saint-Gall)

Julienne fine aux boulettes à l'œuf. — Quantité suffisante pour dix personnes. Prenez une assiettée et demie de belles carottes rouges, trois quarts de pommes de terre, deux grandes tomates, un demi-pied de céleri, deux poireaux, un oignon, un bouquet de persil, un fort chou-rave, une demi-tête de choufleur et une tête de chou frisé ordinaire : tous coupés en morceaux ; cent cinquante grammes environ de petits pois, faites revenir le tout dans un demi-quart de beurre pendant une demi-heure. Ajoutez l'eau nécessaire et faites cuire deux heures et demie. Après faites passer le tout à travers un tamis étamé, assez gros, et remettez-le dans la casserole pour le faire bouillir pendant cinq minutes. Servez alors après avoir ajouté au potage les boulettes suivantes :

Battez quatre œufs entiers et les ajoutez à un demi-litre de lait, faites cuire au four jusqu'à bonne consistance et ajoutez au précédent en morceaux de la grosseur d'un œuf de pigeon. — Madame Fischer-Dock (Saint-Gall).

Ceci est de la cuisine raffinée, mais quand ce potage est bien réussi par une bonne cuisinière végétarienne, il est fort capable de convertir à la doctrine le nécrophage le plus endurci.

Potage (suppe) aux pois jaunes. — Prenez quantité suffisante de pois secs, ajoutez dix grammes de tapioca par couvert, du beurre ; on fait cuire les pois à l'ordinaire et on passe à travers un tamis, puis on met le beurre et le tapioca cuit à part et on donne au tout un bouillon d'environ cinq minutes, et on sert, salant modérément. — Madame Fischer-Dock (Saint-Gall).

Potage au blé vert. —Prenez vingt-cinq grammes par couvert de semoule au blé vert (1), beurre, sel, etc. Jetez la semoule dans l'eau bouillante en tournant toujours, laissez cuire huit à dix minutes ; puis ajoutez des œufs bien frais battus avec un demi-verre de crème épaisse et le beurre un peu avant. Il faut un œuf pour deux couverts. — Madame Fischer-Dock (Saint-Gall).

---

(1) La semoule de *blé vert* est un produit allemand ; c'est du blé cueilli avant maturité et desséché, il fournit de fort bons potages rafraîchissants.

Ce potage est fort bon, il a un petit goût aigrelet fort appétissant (1).

Potage aux pois cassés à la française. — Prenez quant té suffisante de pois cassés, lavez et mettez dans la marmite; faites bouillir au moins cinq à six heures. Pour peu qu'ils ne soient pas de l'année, même au bout de ce temps ils ne sont pas encore souvent très cuits; il faut alors les avoir mis tremper, dès la veille, dans un peu d'eau tiède. Vers la fin de la cuisson, on ajoute un peu de beurre frais, on écrase, on passe et on sert.

Quelques personnes y ajoutent des petits morceaux de pain carrés et frits : ce qui constitue la *purée aux croûtons*.

Le pois est un des légumes les plus nourrissants. Ce potage est simple : on se trouve bien, en général, de ne pas alambiquer la cuisine, l'estomac la supporte mieux.

Potage riz au lait. — Prenez cinquante grammes environ de riz. bonne qualité, par couvert, lavez et mettez dans de l'eau ou de l'hydrogala, faites bouillir environ deux heures, vers la fin mouillez avec du bon lait bouillant et servez. On peut y ajouter une liaison de jaunes d'œufs, ou du zeste de citron.

Potage aux haricots rouges. — Faites cuire des haricots rouges avec du sel, deux ou trois oignons passez en purée et mouillez avec le bouillon de cuisson. Ajoutez du beurre et versez sur des croûtons frits.

Potage aux marrons. — Faites cuire un cent

(1) Il faut remarquer que quand, dans leurs potages, les Allemands fond entrer le pain, c'est sous forme *grillée*; le grillage a pour effet de transformer l'amidon de celui-ci en dextrine, ce qui en fait un nouvel aliment et qui lui donne de la succulence. En France cet usage n'est pas général. C'est un perfectionnement à emprunter à nos voisins.

de marrons ou de grosses chataignes et décorti-
quez-les, faites alors revenir dans du bon beurre,
rois ou quatre oignons et mouillez avec du bouillon de haricots ou de lentilles. Faites de nouveau
bouillir les marrons pendant un quart d'heure
environ dans un tiers de celui-ci. Ensuite écrasez-
les, sauf, si l'on veut, ceux qui sont restés entiers, et faites une purée avec les deux parties
restantes du bouillon. Au moment de servir;
ajoutez quelques cueillerées de lait.

(Docteur B).

Ce potage est très réconfortant.

Potage au céleri. — Lavez et coupez par petits
morceaux du céleri en assez grande quantité, faites-le blanchir et cuire ensuite avec eau, sel, quelques condiments si l'on veut, ajoutez de la purée,
du légume et jetez sur des cubes ou tranches de pain
frit.

Potage julienne à la française. — Prenez
carottes, navets, panais, poireaux, céleri, du cœur
de chou que vous coupez en petits filets, de l'o-
seille, laitue, cerfeuil, que vous hacherez un peu,
des pois verts ou de petites fèves : faites cuire à
moitié avec du beurre. Mouillez de bouillon de
haricots ou de consommé de légumes ci-dessus ;
achevez de cuire, ajoutez de la purée de lentilles
ou autre si vous voulez mettre à consistance voulue, salez et servez. On peut aussi épaissir avec un
peu de riz.

Potage au pain ou panade. — Prenez du bon
pain de ménage, blanc ou bis, coupez par tranches et faites-le bouillir pendant une heure environ dans une quantité suffisante d'eau, ou mieux
de bouillon de haricots. Ajoutez un peu de bon
beurre ou un peu de lait, et servez à consistance
molle du tout ; on peut aussi y casser un œuf que

l'on bat avec le potage au moment de servir. Ce potage est léger et nourrissant.

Potage au potiron. — Faites cuire du potiron ou de la citrouille à l'ordinaire, ajoutez deux ou trois oignons revenus dans du beurre selon l'art, — puis servez après une légère recuisson. On peut y ajouter, selon besoin ou convenance, de l'hydrogala (1), du lait, un œuf ou du sucre, ou même de la farine ou de la mie de pain grillée.

Potage aux carottes. — Mettez dans de l'eau ou du bouillon de légumes : des carottes et des pommes de terre, un gros oignon, un peu de céleri, du sel ; faites bien cuire, passez à la passoire, ajoutez du beurre et servez.

Ce potage est aussi connu sous le nom de *purée Crécy*

Potage au melon. — Faites bouillir et cuire la chair d'un melon brodé moyen, coupé par morceaux dans un litre d'eau, versez melon et bouillon dans une casserolle où vous avez fait frire un oignon, salez, quelques grains de poivre sont nécessaires pour s'opposer à la vertu froide et fébrifiante de ce fruit. Mêlez à de la mie de pain et servez.

On prépare de même les potages au *concombre tomates, chicorée, laitues, oignons verts*, etc., etc., ou tous autres analogues sans qu'il soit besoin de s'étendre davantage.

NOTA. — Au chapitre où sont décrites les **Asperges d'hiver** (2), il faut ajouter qu'on peut, sous ce nom et de la même façon, accomoder : des tiges de *poireaux* : de *salsifis* : de *céleri*, de *cardes* ou *cardons*, ou toutes autres côtes sapides de divers légumes, frais ou conservés.

(1) *Hydrogala* —mélange de lait et d'eau en toutes proportions.
(2) Chapitre suivant, page 102.

CHAPITRE VI

§ 1.

C'est un fait d'observation banale autant que vulgaire, et négligé généralement à force d'être réel, que la santé du corps et même de l'esprit est la récompense assurée de la sobriété unie à la simplicité ; mais il y a encore un autre agent, non moins sûr de ce bien, le premier de tous, c'est l'abstinence de ce produit usé, la chair morte, et à ce point de vue, on peut dire que ce livre remplit une lacune et répond à un besoin, car aucun membre du corps médical moderne n'a donné un traité *pratique* d'alimentation comme celui-ci, et les livres de cuisine ne sont que des traités de goinfrerie, surtout quand ils sont faits par des gens qui ignorent les lois de l'hygiène.

En effet, l'expérience nous démontre que ceux qui suivent ces trois règles du bien vivre ne sont, pour ainsi dire, jamais malades, et que leur vieillesse se termine naturellement et sans infirmités ; c'est là l'état normal de l'homme, et c'est une vérité parfaite que ces deux propositions du savant Flourens : « *L'homme ne meurt pas, il se* « *tue ; »* — « *Le cours normal de la vie est de* « 100 *à* 150 *ans,* » — axiomes que des gens ineptes ou sans réflexion ont voulu tourner en ridicule.

Je n'ai pas à examiner ici si, dans l'état actuel, la chose s'est faite ou peut se faire d'une manière strictement exacte. Mais il est certain qu'autrefois, quand le luxe était concentré dans la classe noble, il y avait beaucoup de *longèves (longaevi)* qu'aujourd'hui et c'est pour cela que les moralistes de tout temps ont tonné contre lui et l'ont, à juste raison, accusé de pervertir les hommes et de les amoindrir de toute façon : cette vérité est hors de contestation pour qui veut réfléchir : et il n'est personne qui ne puisse, plus ou moins, rendre témoignage de la grande vieillesse à laquelle parvenaient nos pères, de leur santé plus robuste, de leurs habitudes plus sobres ou plus végétariennes qu'aujourd'hui, et de la fécondité de nos aïeules, alors que les familles de 18 et 20 enfants étaient presque partout la normale ; et cela en dépit d'une statistique aux calculs trompeurs qui prétend que la vie moyenne a augmenté de durée. Mais malgré leur grand intérêt, ce n'est pas ici le lieu de traiter ces questions, quoique l'alimentation ait sur la durée de la vie l'influence la plus grande.

Dans ce chapitre, nous ne comptons pas donner toutes les recettes de plats que l'on peut composer avec des légumes, du beurre et des œufs, ou les substances qu'emploient ordinairement les Végétariens : elles grossiraient inutilement le volume et ce n'est pas ici un traité complet de cuisine, mais avec celles que nous citerons, toute ménagère peut en les prenant comme types, aisément composer la nourriture simple de chaque jour et la varier suffisamment, car l'estomac n'aime pas à consommer toujours le même plat et la variété est une règle de nature qui a son importance et qui ne contribue pas peu à faire préférer un régime, quel qu'il soit, bien que, comme nous l'avons déjà dit, il ne faille pas pousser cette recherche à l'excès.

In medio virtus

Le Bien entre les deux extrêmes, — dit un proverbe latin déjà cité, — et le tout est une question de sagacité et de bon choix.

§ 2.

Les **petits pois verts** sont un excellent légume de saison, très nourrissant, et dont le goût sucré flatte beaucoup le palais : quand on peut les cueillir dans un jardin et les préparer de suite, à bonne maturité, avec du bon beurre et bien frais; ils forment un excellent manger, dont la succulence est inconnue des gens de grande ville qui n'en ont que des fanés ou cueillis avant maturité: Il y a différence du tout au tout, et pour la santé, entre un bon et un mauvais produit. C'est là une vérité, banale à force d'être vraie, et dont l'oubli, plus fréquent qu'on ne croit, cause bien des malaises qui dégénèrent à la fin en maladie, et qu'on attribue souvent à toute autre cause qu'à la vraie.

Petits pois au beurre. — Mettez dans une casserole deux litres de pois avec un quart de beurre, un peu de persil ou un cœur de laitue, trois ou quatre petits oignons, salez ou sucrez à volonté, mais fort peu si vous le faites, remuez, faites bouillir à petit feu une heure, ajoutez alors un morceau de beurre manié de farine et servez. Il faut enlever le bouquet de persil, mais on peut laisser la laitue : d'autres ménagères y mettent au moment de servir une liaison de deux ou trois jaunes d'œuf.

Petits pois à l'anglaise. — Mettez de l'eau dans une casserole et faites-la bouillir. Mettez alors dans l'eau les pois avec sel à volonté, un peu de ciboules et une branche de *Menthe poivrée*. Quand ils sont cuits, égouttez dans une passoire, mettez sur un plat avec un quart environ de beurre que vous laisserez fondre sur les pois en servant.

Cette manière est moins bonne que l'autre, mais peut servir à varier. Il ne faut pas jeter l'eau de cuisson, qui peut, comme j'ai déjà eu l'occasion de le dire, servir à tremper une soupe; car il est certain qu'elle retient presque tous les principes solubles du pois, le sucre, les extractifs, etc.

On traitera de même les haricots verts, les secs, les fèves, lentilles, etc., etc. L'important, comme je ne saurais trop le répéter, c'est d'avoir de bons produits. — Chaque ménagère fera varier, plus ou moins, l'assaisonnement, le temps de cuisson, emploiera même quelque recette ou tour de main à elle connu et qu'on ne peut point enseigner dans un livre. Sa cuisine, pourvu qu'elle suive cette règle, sera toujours bonne et salubre pour la santé.

Voici maintenant quelques recettes plus compliquées que je rapporte pour donner une idée des cuisines végétariennes étrangères ; mais mon opinion personnelle est que la plus simple est la plus saine, et que l'estomac se trouve toujours fort bien de ne pas alambiquer trop les plats, ni trop manipuler les substances : par là on flatte quelquefois le palais, mais on s'expose à trahir l'estomac, et il ne faut pas en abuser.

Plum-pudding au froment. Prenez cent grammes de raisin de Corinthe bien lavés et cent grammes de raisins de caisse, 200 grammes de mie de pain, émiettée aussi fin que possible, ni tendre ni trop rassis. Faites fondre 100 grammes de bon beurre frais pour opérer le mélange, un peu de sel, deux œufs battus, un peu de lait, 75 grammes de farine. Pétrir le tout assez longtemps, le tasser dans une forme qui ferme bien ou le mettre dans un bol graissé au beurre, ou bien encore attaché dans une serviette saupoudrée de farine, et faites cuire dans l'eau bouillante, pendant six à huit heures.

Soufflé Brabançon. — Faites fondre un demi-quart de beurre et ajoutez une grande cuillerée de farine et un quart de litre de lait. Mettez le tout au feu et tournez. Laissez refroidir : ajoutez alors quatre jaunes d'œuf, 125 grammes de fromage de gruyère et un peu de parmesan râpé ; battez bien les blancs en neige et ajoutez-les ; beurrez une forme lisse et mettez-cuire pendant une heure au bain-marie.

Faites une sauce blanche aux champignons, et versez-la sur le soufflé au moment de servir : on peut également mettre une sauce tomate ou une sauce brune.

Le riz n'est pas utilisé en France autant qu'il mériterait de l'être ; car il ne faut pas oublier que dans d'autres pays, l'Inde, les colonies espagnoles, il forme la base ou presque toute l'alimentation. Cela tient sans doute à ce que son amidon compact n'est pas digéré par nos estomacs trop délicats.

Mais on peut le rendre plus soluble, et par conséquent plus digestible, en convertissant cet amidon en dextrine: ce qui se fait en portant les grains de riz à une température de 210 degrés, et cela s'exécute quand on les fait — ce qui s'appelle — *sauter au beurre* à un feu vif, en remuant sans cesse jusqu'à ce qu'ils soient devenus de blancs, *roux*. On peut, avec le riz ainsi traité, obtenir toutes les préparations que l'on fait avec l'ordinaire, et surtout le *riz baba*, un saccharin dont nous parlerons dans le chapitre suivant, et qui a obtenu un grand succès aux banquets végétariens de Lemardelay, à Paris.

Timbale végétarienne.—Faites une sauce avec de la farine, du beurre et du bouillon de poireaux. Mettez-y des petits pois, des têtes d'asperges, des champignons, de petites carottes, des choufleurs, etc., tous légumes que l'on aura, au préalable, fait cuire séparément.

On sert cette garniture seule ou dans une timbale faite avec de la pâte feuilletée au beurre.

(Lemardelay.)

§ 3.

Je dois prévenir que les auteurs de quelques-unes des recettes suivantes se sont préoccupés de les faire ressembler, pour l'apparence, sinon pour le fonds, à celles de la cuisine créophagique. — Innocente supercherie qui fait beaucoup parler les crédules !

Macaroni au blanc de poule. — Faire bouillir de l'eau avec une pincée de sel. Mettre le macaroni et le laisser cuire une heure à feu doux, d'autre part, faire fondre un gros morceau de beurre dans une casserole et y ajouter une cuillerée à bouche de farine en délayant bien. Mouillez tout doucement avec du lait sans une goutte d'eau, sel, poivre, et, la sauce une fois liée, la laisser cuire dix minutes. Pendant ce temps, égoutter soigneusement le macaroni, le remettre dans la casserole et verser la sauce dessus: faire cuire, sans ébullition, le tout dix minutes. Au moment de servir, délayer un ou deux jaunes d'œuf dans une tasse avec quelques gouttes de lait, verser sur le macaroni et servir. (Mélanie.)

Maquereaux en capilotade. — Choisir des groseilles à maquereaux assez vertes, les éplucher, les mettre cuire dans une casserole de cuivre ou un poêlon de terre avec un quart de verre d'eau et un quart au moins de sucre par livre. Les laisser cuire ainsi à petit feu pendant une demi-heure les passer au pilon dans une fine passoire.

Laisser refroidir dix minutes, ensuite ajouter un jaune d'œuf cru et bien remuer pendant cinq minutes. Servir tout à fait froid.

Grenouilles aux épinards. — Pour huit personnes, prenez : deux petits pains de 5 centimes, deux cuillerées à soupe de persil haché et autant de cerfeuil, cinq œufs, une once de beurre frais, une bonne assiette d'épinards.

Les feuilles d'épinards doivent être échaudées légèrement et placées sur un tamis. Coupez les petits pains en tranches fines et trempez-les dans du lait ; exprimez, ajoutez le persil et le cerfeuil mijotés dans un peu de beurre.

Prenez les œufs, brouillez-les et ajoutez-les à la masse avec le beurre en ayant soin de bien remuer.

La farce ainsi obtenue est enveloppée par petits paquets, de la grosseur d'une *grenouille*, dans une feuille d'épinard que l'on replie avec soin, pour que la farce ne puisse s'échapper (1).

Graissez une casserole avec du beurre frais, un peu d'eau, et mettez-y vos grenouilles que vous y laisserez pendant une demi-heure.

Faites la sauce suivante : deux onces de beurre frais, deux onces de farine, l'eau de cuisson des grenouilles avec deux tiers de lait. Cuisez votre sauce en y ajoutant deux jaunes d'œuf, de la crème, et servez sur vos grenouilles.

(Saint-Gall. Mme Fischer-Dock.)

Turbot végétarien. — On fait une bonne omelette avec des œufs et un peu de farine. Séparez les jaunes et battez les blancs en neige, puis mêlez le tout. On peut mettre une cuiller à soupe de farine pour quatre œufs. On fait cuire l'omelette des deux côtés ; on la roule en forme de turbot, et on

(1) Ces épinards appartiennent à une espèce à grandes feuilles légèrement velues, peu connues en France, et que l'on cultive à Saint-Gall, en Suisse.

l'arrose d'une sauce blanche aux câpres. (Une Ménagère lausannoise).

On voit, par cette recette et la suivante, que l'usage en Suisse est d'ajouter de la farine ou d'autres ingrédients à l'omelette. Cela lui donne plus de consistance que celle de France, laquelle même, quelquefois, on ne fait cuire que d'un seul côté, et en bonifie aussi le goût. C'est une innovation à préconiser à nos ménagères, ne fût-ce que comme variante.

§ 4.

Uto-Staffel omelette. — Prenez une cuillerée de farine et tournez avec un demi-verre de lait. Ajoutez le jaune de trois œufs et mêlez, en salant légèrement.

Battez en neige les blancs et ajoutez-les à la pâte, de consistance un peu ferme. Coupez cette pâte par bandes, et faites frire à la poêle dans du bon beurre.

Servir saupoudré de sucre.

(Uto-Staffel (Zurich), Madame Fornée de Grulhe)

Salmis de Champignons. — Choisir de petits champignons de couche ou autres : comestibles ; lavez, pour plus de sûreté, dans de l'eau vinaigrée, épluchez, rincez à l'eau claire, et faites sauter dans une casserole avec beurre, jus de citron, sel, poivre, pendant dix minutes.

Prendre des artichauts bien frais, tailler les cœurs et les laver, puis les mettre cuire dix minutes dans l'eau un peu salée, égouttez.

D'autre part, faire fondre du beurre avec une cuiller à café de farine, mouiller de demi-verre de vin blanc et demi-verre d'eau, et mettre cuire dans cette sauce le tout pendant vingt minutes.

On prend un jaune d'œuf, un peu de jus de citron, du persil haché très fin, remués dans une petite quantité de sauce, puis on verse, sur les artichauts et les champignons dans la casserole, après l'avoir retirée du feu. — On sert.

Choux farcis. — Pour dix personnes, prenez cinq têtes de choux, grosseur ordinaire, deux oignons, deux œufs durs, trois œufs brouillés, trois œufs crus, trois petits pains de cinq centimes, trois onces de beurre, trois onces de panure.

On épluche les choux feuille par feuille, et, arrivé à l'intérieur, là où les feuilles sont petites, on met de côté ce qui reste. Les feuilles sont légèrement échaudées, sur un tamis, pour qu'elles restent entières.

L'intérieur de la tête de chou est haché finement, sans être cuit, et passé, avec les oignons, dans les trois onces de beurre, on y ajoute les petits pains qu'on a fait tremper dans du lait pour les ramollir, en même temps que les œufs brouillés et les œufs crus.

Ensuite, on prend un saladier de la grandeur d'une tête de chou, et on y dépose, dans une serviette, des feuilles de chou la pointe au fond et la base sur les bords ; sur cette couche on étend une épaisseur d'un centimètre à peu près de la farce ci-dessus, on y jette de la panure et de l'œuf dur haché menu.

Sur cette couche de farce, on pose une nouvelle couche de feuilles, puis une de farce comme précédemment, et on continue jusqu'à ce que le saladier soit plein.

Alors on réunit les quatre coins de la serviette, on lie fermement avec une ficelle et on fait cuire la tête ainsi obtenue dans une casserole, avec de l'eau, pendant trois heures, mais en observant que la tête ne soit pas entièrement recouverte par l'eau qui la cuit, laquelle on doit toujours maintenir au même niveau.

Au moment de servir, on fait une sauce comme suit : trois onces de beurre frais et autant de farine, un tiers de l'eau de cuisson du chou, deux tiers de lait et de crème, quatre jaunes d' œufs, le jus d'un demi-citron. Passez la farine au beurre puis ajoutez peu à peu l'eau de chou et le lait : immédiatement avant de dresser, on ajoute les jaunes d'œufs, la crème et le jus de citron (Madame Fischer-Dock).

Asperges d'hiver. — Prenez des côtes de feuilles de chou tendre et posez-les en botte dans une casserole. Faites bouillir avec de l'eau pendant trois heures et bien couvert, puis préparez avec des œufs, de la farine, de la crème, etc., une sauce blanche à l'ordinaire ou avec quelques capres olives, etc., et servez (Docteur B.)

On peut aussi employer, pour cet usage, les tiges de poireaux : le plat en est très dépuratif et excellent au goût.

Peut être utile, pendant l'hiver, pour changer l'ordinaire des légumes secs.

Matelotte d'oignons. — Mettez, dans de l'eau bouillante, de gros oignons épluchés et les y laissez un instant. Retirez, égouttez et placez-les l'un contre l'autre dans une casserole ; puis prenez poivre, sel, quantité suffisante, bouquet garni, faites roussir à part avec un peu de bon beurre, et jetez-y un peu d'oignon émincé.

Mouillez alors de vin rouge, laissez lier la sauce, passez-la et jetez sur les oignons.

Mettez la casserole, ainsi composée, sur un feu doux, et quand les oignons sont cuits, terminer par un cornichon haché menu et un filet de vinaigre.

Disposer, dans un plat, autant de croûtes de pain grillé qu'on y a fait d'oignons, en placer un sur chacune d'elles et masquer le tout avec la sauce.

Pour que les oignons se tiennent entiers, il faut avoir eu soin, en les épluchant, de ne pas couper les pointes jusqu'à la chair (De Latreille).

Il faut observer que le vin étant bouilli ne contient plus d'alcool, et qu'il a, alors, des qualités légèrement astringeantes.

Rôties d'épinards. — Faites blanchir des épinards, pressez-les et les passez au beurre, mouillez avec du lait ou de la crème, puis mettez dans une casserole avec beurre, sel, sucre, etc., et faites cuire en tournant avec un cuiller d'argent ou de bois. ajoutez une pincée de farine pour épaissir un peu. — Prenez des tranches de pain sur lesquelles vous étendrez vos épinards refroidis, unissez avec de l'œuf battu, passez le tout, faites frire de belle couleur et servez.

(Alexandre Dumas.)

En été, les épinards sont âcres ; on peut, dans ce temps, les remplacer par des feuilles de betteraves. On prend les jeunes feuilles, on ôte les queues et les côtes, en tirant au rebours comme pour les épinards, on fait cuire et on accommode exactement de même.

Le cresson de fontaine, cuit et accommodé de la même manière, leur est presque égal en bonté. On peut aussi se servir des jeunes pousses d'orties, qui forment, au mois de mars, moment de la première pousse, un légume vert précieux en cette saison et de goût aussi fin et analogue.

On peut encore employer, comme succédané, ses jeunes feuilles et pousses de sarrazin ou blé noir, de la poirée, etc.

Les épinards sont un des légumes les plus salutaires au corps et dépuratifs, le populaire les appelle : « Le balai de l'estomac » et leur usage ne peut que consolider la santé.

Les jeunes pousses de houblon se servent au

printemps en place d'asperges, mais leur graci-
lité fait qu'elles se mangent difficilement en *branches*, on les prépare plutôt à la sauce blanche.

Asperges de houblon aux petits pois. —
Cueillez les jeunes pousses du houblon jusqu'à la
limite où elles se cassent à la main et n'ont pas
de filaments, ratissez et coupez-les en petits morceaux d'un centimètre environ, puis faites bouillir un peu dans l'eau : Mettez-les ensuite égoutter
dans une passoire, et traitez-les à la manière des
petits pois du commencement du chapitre.

On peut aussi, sans les couper, les jeter dans
l'eau bouillante puis les écraser après cuisson et
les mêler avec un peu de l'eau d'ébullition et du
bon beurre, à la manière des épinards.

On traite, de la même façon, les sommités de
fougère, d'ortie, etc.

§ 5.

Le *choufleur* est fort nourrissant. Voici la manière de le faire cuire avant de l'accommoder.

Epluchez et lavez. Jetez dans l'eau bouillante où
vous aurez mis une poignée de sel et un peu de farine
délayée dans un peu d'eau, ce qui les entretient
blancs : quand il fléchit sous le doigt, il est cuit ;
retirez de l'eau et mettez égoutter, — puis, accom-
modez selon l'art.

L'*artichaut* est aussi un fort bon légume, mais
funeste, dit-on, du moins quand il est cru, à la
voix des chanteurs qui est au contraire éclaircie
par le *sifflage* d'un œuf (Voyez le Chapitre IV).
Voici les préceptes pour sa cuisson :

Coupez les bouts des feuilles, la queue, les feuilles dures du dessous, placez-les au fond d'un chaudron ou d'une casserole, dans de l'eau bouillante
qui ne les couvre qu'aux trois quarts, avec sel,

poivre, bouquet garni et, si l'on veut, un peu de beurre, il faut avoir soin de les couvrir d'un couvercle. Quand une feuille sur laquelle vous tirez se détache facilement, ils sont cuits. Retirez alors de l'eau, mettez égoutter sens dessus dessous, ôtez le foin et accommodez-les à la sauce blanche ou autre qui vous plaira.

La *chicorée*, la *laitue*, les *cardons*, le *céleri*, l'*oseille* se font cuire pareillement dans l'eau simple ou avec du sel, un peu de farine, etc. Comme précédemment, ils se mangent cuits ou en salade.

Le *fenouil doux* est d'un usage général en Italie, et on aurait tort de ne pas en introduire aussi l'usage en France où sa culture est facile, à la manière du céleri qu'il peut remplacer, en été, dans toutes ses préparations de cuisine. De plus, on le mange à table en place de radis quand ils manquent. On le sert dans un bol de verre où il y a de l'eau et son feuillage orne agréablement les tables.

Les *concombres* se jettent, fendus en quatre, épluchés, et par morceaux de la longueur du petit doigt, dans l'eau bouillante avec du sel et un demi-verre de vinaigre : lorsqu'ils sont cuits, on les égoutte dans une passoire et sur un linge blanc, car ce légume ne saurait être trop égoutté, puis on les accommode. Ils se mangent aussi en salade avec du vinaigre de pommes ou de raisin et de la bonne huile d'olives.

Les *aubergines*, les *tomates*, s'emploient directement et sans cuisson préalable.

Le *potiron*, la *citrouille* et le *giraumon* servent à faire des potages et des soupes dont nous avons déjà parlé. Mais on peut aussi en composer avec du beurre, de la crème, farine, jaunes d'œufs, une purée qui se sert comme entremets.

Le *navet* se blanchit d'abord dans l'eau simple

bouillante, puis s'accommode en purée, au sucre, au beurre, avec sauce blanche, etc.

La *carolle* est un des légumes frais d'hiver, les meilleurs en cette saison par ses qualités rafraîchissantes et nutritives : il passe pour l'antidote de la jaunisse et pour favoriser les fonctions du foie, on le traite comme le navet : il contient beaucoup de sucre, et certaines espèces servent à sa fabrication ou en sont assaisonnées naturellement.

Les *betteraves* se font cuire dans de l'eau ou au four, elles se mangent en salade, seules ou associées surtout à la chicorée préparée dans l'obscurité dite « barbe de capucin », qui, seule, est fort amère et à la saveur de laquelle elles s'associent en la corrigeant. On peut aussi les préparer à la sauce blanche ou au beurre, avec ou sans cuisson préalable.

Les *salsifis* et les *scorsonères* se jettent d'abord dans l'eau vinaigrée, puis se font bouillir dans beaucoup d'eau avec du sel et de la farine ; puis on les frit dans une pâte de crêpes (voy. le chapitre suivant), ou on les met à la sauce blanche ou même en salade.

Les *patates*, qu'il ne faut pas confondre avec la pomme de terre, sont des racines de saveur sucrée, de forme très allongée et assez grosse. Elles sont fort délicates dans nos climats : quand elles ont une odeur de rose, elles ne peuvent se garder longtemps. On les fait frire comme les salsifis ou au beurre comme les pommes de terre.

Il en est de même des *topinambours*, que l'on fait cuire comme le légume suivant.

La *pomme de terre* est un des plus précieux légumes qui soient. On devrait plutôt l'appeler *pain de terre*. — Du reste, les Anglais s'en servent en cette qualité, et, chez eux, il le remplace parfaitement dans l'usage que nous en faisons. Leur pain de blé alors n'est plus qu'un entremets, un hors-d'œuvre et ne ressemble pas d'ailleurs au nôtre.

Voici la manière de les faire cuire, quand on veut qu'elles remplacent le pain.

Mettez-les dans une marmite de fer avec de l'eau et du sel, retirez-les aussitôt qu'il sera possible de les peler. Otez la peau. Videz ensuite le récipient et remettez-y les pommes pelées. Placez alors la marmite bien couverte sur le feu, et laissez-les jusqu'à parfaite cuisson sans les découvrir trop souvent. S'il y en a quelques-unes de rissolées, elles n'en sont que plus appétissantes.

Les manières d'accommoder les pommes de terre sont innombrables. Je ne les décrirai pas ici. Les ménagères végétariennes sauront leur mettre une sauce appropriée. — Mais la manière la meilleure, celle qui leur conserve leur arome le plus délicat, c'est aussi la plus simple, dite :

Pommes de terre en robe de chambre. — Lavez les pommes, et mondez soigneusement, puis sans essuyer, mettez à nu, dans une marmite de fer et sans eau, sur un bon feu en ayant soin de les couvrir hermétiquement. La vapeur produite par l'eau de combinaison des pommes et celle du lavage, étant surchauffée, suffit à les cuire d'une manière fort égale et sans les *laver* comme fait l'eau avec laquelle on les cuit habituellement. On les mange ensuite, soit avec un peu de sel, ou du beurre, soit même en nature et cela constitue alors un plat que les Végétariens les plus intransigeants ne sauraient réprouver.

Les *truffes* peuvent se manger seules, cuites sous la cendre chaude, enveloppées dans cinq ou six morceaux de papier que l'on mouille après : leur donner une heure de cuisson à l'étouffée.

Les *champignons* de couche, les *morilles*, les *chanterelles* jaunes, etc., peuvent se consommer soit en nature, soit cuits avec du beurre, après nettoyage et vérification, et sans eau :

celle qu'ils contiennent quand ils sont frais suffit. On peut y ajouter aussi une liaison de jaunes d'œufs et de crème. Quand on est timoré ou incertain faute de connaissances botaniques, on peut les laver et même les cuire avec de l'eau vinaigrée. Certains expérimentateurs ont prétendu avoir mangé sans danger, grâce à cette simple précaution, les champignons les plus vénéneux, fausse oronge, agaric, etc., il ne serait pas prudent à une ménagère de les imiter. — On assaisonne et cuit de même des algues marines, des lichens, etc., etc.

CHAPITRE VII

PLATS SUCRÉS, GATEAUX, SACCHARINS, DESSERTS,
ETC., ETC.

§ 1.

Un proverbe populaire prétend que le sucre
ne fait de mal qu'à la bourse.... D'autre part certains Végétariens le proscrivent et le remplacent
par le miel, qui a l'avantage incontestable,
dans nos pays, d'être plus naturel... — quand
lui aussi n'est point adultéré, — c'est ici comme
partout, la sophistication et l'amour du lucre, qui
l'engendre, jouent leur rôle désorganisateur. L'hygiéniste et le médecin répondent à cela que le
vrai sucre, au jus de canne, est innocent des
dyspepsies, des échauffements, des dégoûts d'aliments et des accidents de toute nature que les
Végétariens reprochent à celui des raffineurs, et
que le sucre, ce condiment si recherché, rentre
dans le cadre des substances utiles à la santé et
nécessaires au corps, de sorte que les Végétariens
ici ont raison et que le proverbe n'a pas tort.

Je n'examinerai pas la question de savoir à quoi
tient cette différence entre les deux produits, et si
le raffinage, qui blanchit à la chaux et défèque
au noir d'os, n'y introduit pas du saccharate de
chaux ou des poisons d'origine animale ou putré-
fiée, si les sucres sont d'origine hétéroclite, betterave, carotte ou phlegmes sirupeux d'origine
chimique y altèrent la qualité de la cassonnade de
canne à sucre qui, en vertu de la loi, arrive

brute du pays d'origine, car je ne veux pas faire un traité de saccharification (Voir aussi le chapitre IX).

Je constate seulement qu'à Bordeaux, par exemple, qui est le port principal d'arrivage des sucres bruts des colonies, bien des habitants le consomment en nature et sans qu'il ait passé par le noir d'os ni la chaux des fabricants (1).

C'est ce produit saccharin, le seul qu'on puisse avoir dans le commerce aussi peu manipulé ou adultéré que possible, que je désigne dans le cours de cet ouvrage sous le nom de *jus de canne à sucre*. Car, en Europe, on ne peut guère se procurer la canne elle-même, qui remplirait évidemment mieux l'indication végétarienne d'employer toujours des produits purs et non falsifiés ou gâtés; et il faut se prêter aux circonstances autant que possible.

Le jus de canne, malgré son apparence parfois jaunâtre, qui ne flatte pas l'œil, a, quand on le goûte, une saveur bien autrement suave et sucrée que le sucre en pain des raffineurs; car il n'y a que ressemblance et non pas identité entre le goût de la canne des colonies et celui des racines européennes saccharifères, betteraves, carottes, etc., ou des phlegmes chimiques, les créoles mêmes, qui viennent en France, ne peuvent pas du tout se faire à notre sucre blanc, ils préfèrent le leur, et à juste raison.

Cette particularité n'est pas ignorée de certains confiseurs qui n'en emploient pas d'autres pour

______

(1) Un autre proverbe prétend qu'il ne faut pas voir raffiner le sucre, sans quoi on n'on mangerait pas — Je le crois sans peine, et il est impossible qu'un produit soit sain à l'estomac quand, à toutes les causes d'infériorité de qualités que j'ai dites s'ajoute l'action de la chaux, du noir animal ou d'os plus ou moins pourris, etc., il en reste toujours quelque chose, et cela rend malsaines les préparations faites avec ce condiment si recherché et si délicat quand il est pur.

les bonbons que chacun trouve délicieux, sans que l'on se rende généralement compte du pourquoi.

Comme pour les précédents chapitres, je ne donnerai pas tous les plats que l'on peut faire ; je renvoie aux livres de cuisine, qui, en cela, ne diffèrent guère des traités végétariens étrangers, puisque ce livre est le premier dans son genre qui ait été publié en France.

La seule recommandation qui y soit nouvelle, c'est d'employer le jus de canne, qu'on pourra se procurer chez des marchands sous le titre de *sucre des Antilles, cassonade Bourbon* ou *Havane*, etc., et aussi de faire sur le feu des plats où il entrerait de l'eau-de-vie, du rhum ou des alcools: la partie enivrante et excitante est alors évaporée, et il ne reste dedans que l'arome propre qui peut servir à améliorer le mets quand l'autre partie a servi à dissoudre ou à dissocier certains ingrédients, etc. On ne l'aura, du reste, employée qu'en petite quantité, et, de la sorte, elle ne peut pas nuire à la santé.

§ 2

Quand on n'a pas de sucre de canne, on peut le remplacer par de bon miel ; on sera étonné de la bonne saveur de ses préparations. Comme le premier, il sert à faire certains bonbons renommés, notamment le *nougat de Montélimar* et d'autres ; il est la base du saccharin suivant, qui, au banquet de 1881, a obtenu un grand succès ; du pain d'épices végétarien, etc.

Ruche amygdaline. — Mondez soigneusement une certaine quantité d'amandes douces, ôtez la pelure puis ayez, dans un récipient peu profond, une couche de miel dur, de trois centimètres d'épaisseur ; piquez dessus les amandes à moitié ou aux deux tiers de profondeur. Passez le tout rapidement au four et servez.

Riz-baba. — Prenez du riz dextriné suivant le procédé du chapitre précédent. Couvrez dans une casserole avec de l'eau ou du bon lait. Faites bouillir en agitant constamment et maintenant toujours le liquide au même niveau ; aromatisez avec de la vanille ou du citron.

Quand le riz est cuit à point, on le verse dans un plat ou un moule bien beurré ; on saupoudre de sucre de canne en ajoutant deci delà un petit morceau de beurre ; on passe au feu dessus et dessous, et on sert dans un plat.

Ce gâteau peut se manger chaud ou froid à volonté.

Je ferai observer, pour le saupoudrage, que le sucre de canne naturel, se trouvant sous forme de petits cristaux jaunâtres ou blancs, est tout préparé pour cet usage. La couleur varie suivant provenance. Généralement, celui qui provient de Bourbon est de teinte plus jaune que celui de la Havane ; ce dernier est aussi plus sec, plus sablonneux. Une bonne sorte est le mélange des deux parties égales ; car les deux saveurs, mielleuse de l'un et plus suave de l'autre, se fondent ensemble pour former un arome tout à fait délicat que ne possèdent nullement les sucrés indigènes.

Crème de fécule. — Battez un jaune d'œuf dans un bol, ajoutez six cuillers à café d'eau froide et mélangez : versez deux cuillerées de fécule ou mieux une de tapioca dans un peu d'eau froide ; puis jetez dans une petite quantité d'eau et faites bouillir jusqu'à consistance de gelée compacte. Mouillez alors avec du lait jusqu'à épaisseur voulue, sucrez avec du jus de canne ; ajoutez, si vous voulez, un arome, vanille ou autre.

Très réconfortant pour un estomac délicat.

Un petit peu de sel fait ressortir davantage les saveurs sucrées et ne peut avoir aucun inconvénient.

Crème au caramel. — Prenez un demi-litre de lait, deux œufs, soixante grammes de sucre pilé. Faites brûler le sucre avec très peu d'eau jusqu'à ce qu'il soit brun-clair ; puis ajoutez lentement deux tiers du lait. Battez bien les œufs ; ajoutez-y un peu de lait bien chaud par cuillerées, et versez le tout dans le lait de la casserole, en ayant soin de bien tourner et de battre jusqu'à ce que la cuisson commence. Passez le tout par un tamis, et laissez refroidir avant de servir.

(Mme F. Dock).

Pain d'épices végétarien. —Faites fondre sur le feu deux tiers de miel avec un tiers de cassonade Bourbon ; écumez. Ajoutez un quart d'amandes pilées, un peu de gingembre, quelque peu d'écorce de cédrat confite coupée en petits filets, etc. Mêlez et pétrissez avec autant, d'une farine composée de seigle et de blé par moitié, qu'il en faudra pour faire une pâte épaisse que vous laisserez très peu fermenter en y introduisant un peu de levain de seigle préparé. Dressez en pains carrés-longs, et faites cuire pendant une heure dans un four à chaleur modérée. On peut coller, sur les côtés, des demi-amandes mondées, ou des petites tranches de cédrat, ou d'angélique.

D'autres personnes y mettent tout farine de seigle et tout miel ; mais alors c'est presque un médicament, de propriétés relâchantes (*Cuisine anglaise végétarienne*).

Le « Vegestist Dietary » met, comme dans toutes ses recettes, du bicarbonate de soude. On sait que je m'oppose à ce qu'on introduise, dans l'estomac, ce produit chimique, qui, malgré les propriétés divisantes qu'il doit à son acide carbonique, y laisse en définitive, après l'évaporation de celui-ci, un alcali caustique, ou même un savon, qui est loin d'être un aliment, bien au contraire, et dont l'usage, abusif, doit être répudié par l'art culinaire français s'il veut conserver la première place que chacun lui reconnaît.

§ 3.

Le *chocolat* (1) est un des aliments les plus complets ; car il contient, de nature, toutes les substances nécessaires au corps, cependant on l'accuse d'être échauffant, mais je pense que ce reproche ne peut s'adresser qu'à celui dans lequel des fabricants, pour dissimuler la qualité inférieure ou l'avarie, mettent des épices en quantité. Du reste, il en est ainsi de beaucoup de substances, lesquelles inoffensives en état de nature, ne nuisent que quand elles ont passé par les manipulations. C'est là une vérité à laquelle on ne fait, certes, pas assez d'attention, lorsqu'on se hâte de proscrire une substance pour des accidents qui ne sont pas son fait, à elle en propre.

Donc, le seul chocolat qu'on doive employer, c'est le naturel, torréfié et dégraissé, mais sans addition de sucre ni d'épices quelconques. On y ajoutera du jus de canne en quantité suffisante ou quelque peu de vanille ; mais il faut éviter les épices incendiaires. On en vend, en poudre, qui est ainsi tout préparé pour les crèmes, gâteaux sac-

(1) On peut aussi consommer en nature la noix de cacao, simplement concassée et torréfiée, mondée de son écorce: laquelle peut aussi servir pour faire une boisson hygiénique, ou pour améliorer les potages et les sauces... etc.

charins nombreux, où cet aliment, à la fois délicat et nourrissant, joue un rôle apprécié du palais
des gourmets.

Cet aliment, pour avoir tout son arome, demande d'être agité quand on le prépare ; de là les mou-
linets en bois de diverses formes, usités autrefois,
qui provenaient du Mexique, patrie de la succulente fève, et que l'on abandonne aujourd'hui bien
à tort.

Voici la recette d'une crème-type au chocolat :

Crème au chocolat. — Prenez demi-livre poudre de chocolat, mouillez d'un peu de lait (1) et
faites cuire dix minutes. Retirez du feu, ajoutez
un litre de bon lait bouillant, du sucre quantité
suffisante. Cassez dans un vase cinq ou six jaunes
d'œufs et un entier. Battez, passez, — si vous voulez, — dans un tamis bien propre ; puis versez le
tout, mélangé selon l'art, dans un plat ou dans
des petits pots, et faites prendre au bain-marie.

On peut, de la même façon, faire ainsi des crèmes à la *vanille*, au *citron*, à *l'orange*, au *café*,
au *thé*, à la *menthe*, au *caramel*, à la *fleur d'o-
ranger*, à la *rose*, au *céleri*, aux *amandes*, et même
au *madère* ou autre vin blanc de fort bouquet.
Dans quelques-unes, comme celles au citron, à
l'orange, bigarrade, etc., il faut observer qu'on
ne doit mettre le zeste qui donne le parfum qu'a-
près l'ébullition du lait, car il tournerait si on né-
gligeait cette précaution ; mais ce ne serait pas
une raison pour rejeter le mets, car le lait ne peut
se digérer que lorsqu'il est *caillé* par le suc gastrique, et cette opération, quoique prématurée,
n'enlèverait pas le parfum du plat, qui ne serait,
tout simplement, pas bon pour un dîner d'apparat

______

(1) Certaines personnes emploient de l'eau pour fondre le
chocolat c'est une erreur, cela équivaut évidemment à employer du lait falsifié par addition d'eau, le goût du plat en est
changé.

ni pour la bouche d'une petite maîtresse, mais ne serait pas laissé de côté pour cela par un Végétarien ; lequel sait bien qu'avec des produits purs et sains, on ne peut faire que des plats bons pour la santé.

On fait aussi, avec du bon lait tiédi sur le feu et un petit morceau de présure, des fromages instantanés qui peuvent servir, mélangés avec divers ingrédients, à préparer des saccharins de goût exquis. Je renvoie pour cela aux traités spéciaux, car tout ce dans quoi n'entre pas la chair morte du cadavre et des excitants ou épices trop fortes est salutaire pour l'estomac.

§ 4.

Comme pour les précédents paragraphes, je ne m'étendrai pas sur les gâteaux que l'on peut composer avec de la farine, du beurre et des œufs additionnés de diverses substances, amandes, noisettes, noix du Brésil ou autre, etc. Ils sont innombrables, et, si les ingrédients sont de petit nombre, la manière de les combiner est des plus étendues et bien moins restreinte que ne se l'imaginent les nécrophages. Je ne puis, à propos d'eux, que faire la même observation, que j'ai souvent répétée dans ce volume touchant la qualité des produits.

Voici la recette de gâteaux suisses, de goût excellent et très réconfortants ; ce qu'ils doivent à la présence de l'avoine, une céréale dédaignée et bien à tort, des Parisiens, mais à laquelle les étrangers, même les Français de Bretagne et d'ailleurs, rendent parfaitement justice.

Petits pains végétariens. — Prenez demilivre de gruau d'avoine et un tiers de farine de froment, le tout récent. Pétrissez avec de bon lait, ou mieux de la crême ; ajoutez cent grammes de jus de canne ou cassonade blanche de Bourbon et un quart de petite cuiller de sel fin pour rehausser le goût du sucre.

(On a l'habitude d'y ajouter, dans le pays, l'inévitable bicarbonate de soude, dont l'usage abusif s'est répandu partout comme une lèpre ; on sait pourquoi je le proscris.

On peut remplacer le sel chimique par un peu de levain de bière bien frais et récent).

Mélangez dans la pâte deux onces d'amandes douces de *mendiants* décortiquées, pilées, et pétrissez-les avec : ou remplacez par des noisettes, des pignons de pin maritime, des paranas ou noix du Brésil, etc.

Pétrissez et mélangez bien le tout pendant un quart d'heure, puis laissez fermenter la pâte à une température douce pendant trois à six heures, selon la saison.

Divisez alors en petits gâteaux sur des plaques de tôle ou dans des moules en fer blanc graissés avec un peu de beurre frais, et mettez au four pendant une demi-heure environ, en surveillant attentivement la cuisson.

Ces gâteaux ne se mangent pas sortant du four, mais quand ils sont tièdes ou refroidis. (Une dame végétarienne de Lausanne).

Bouillie d'avoine à la bretonne.— Prenez de la farine d'avoine fraîche et non blutée : le gruau ou farine privée de son n'a ni le même goût ni le même pouvoir nutritif, donnés par les principes solubres de celui-ci : mouillez d'eau et mettez dans le nouet d'une serviette de fil que vous tordez plusieurs fois en mouillant toujours : Quand vous avez obtenu ainsi quantité suffisante de pâte liquide, vous la mettez dans un poêlon de fonte, et exposez à un feu vif et clair en tournant toujours avec une cuillère ou un bâton de bois, sans vous arrêter un seul instant. Quand elle est cuite, c'est-à-dire environ au bout d'une heure, vous retirez du feu et vous laissez refroidir jusqu'à chaleur supportable.

Mettez alors au milieu un bon morceau de beurre frais, et servez dans son poêlon, essuyé ou rendu propre et sur un sous-plat, à la manière de Bretagne, dont c'est le plat nationale de résistance dans les fermes et même dans les villes. (Une ménagère végétarienne de Bretagne).

Ce plat suffit pour un repas, il est excessivement nutritif. Nous avons déjà vu que des populations l'apprécient à sa juste valeur. La farine d'avoine commence à être employée à Paris pour la nourriture des enfants, mais à l'état de gruau, qui a un goût fade, n'est pas à beaucoup près, aussi apte à cet usage que la farine avec le son ci-dessus, et n'est bon que pour faire des gâteaux, des saccharins, que les ménagères expertes trouveront sans qu'il soit besoin d'autre chose que ces indications.

Avec des amandes, noix, noisettes, pignons, etc., du sucre et quelques blancs d'œufs, on compose des gâteaux auxquels on donne des noms variés, mais qui ne diffèrent entre eux que par le parfum que l'on y met, un tour de main spécial, une forme ou une apparence différente, etc. Je n'en donnerai que quelques recettes typiques, chaque ménagère intelligente est parfaitement capable d'en composer d'autres à sa fantaisie. Si les produits sont de première qualité, le résultat ne peut qu'être bon, quand la faiseuse est exercée.

Cotignac. — C'est un bonbon populaire, économique et bien connu dans le centre de la France, où il n'est guère de ménage qui n'en fasse pour contenter les enfants. Il se prépare simplement avec de la cassonade que l'on met cuire sur le feu jusqu'à consistance sirupeuse épaisse, et où on ajoute des morceaux concassés de noix sèches. On coule ensuite le tout dans de petites capsules formées de fragments carrés de carte ou de papier fort repliés à angles droits.

Ce bonbon de dessert a beaucoup de rapport avec la *Ruche amygdaline* du commencement du chapitre, mais c'est à cause de cette parenté entre les divers plats sucrés et même les autres, que nous ne nous étendons pas sur les diverses manières de les préparer. — Il ne faut pas confondre avec le cotignac dit d'*Orléans*, qui n'est qu'une gelée concentrée de coings, desséchés et conservés en boîtes.

Au lieu de noix et de cassonade, que l'on prenne du miel épaissi de blanc d'œufs, et des amandes: cela constitue le célèbre *nougat de Montélimar*.

§ 5.

Des religieuses de la capitale de la Lorraine étaient en possession, depuis deux siècles, de la recette pour préparer, d'une manière tout à fait succulente, un plat de dessert que l'on trouve chez tous les confiseurs, et il paraît qu'aucun d'eux ne pouvait égaler ceux des bonnes sœurs, que l'on appelait pour cette cause les Sœurs Macarons. Peut-être y avait-il quelque tour de main habile, impossible à décrire dans un livre. Mais si leurs produits étaients supérieurs à tous les autres, c'est sans doute qu'elles n'employaient que des ingrédients d'excellente qualité, de toute fraîcheur, et qu'elles ne les mettaient en vente que quand ils étaient récents, n'imitant pas le marchand qui, pour ne rien perdre, mêle produits jeunes et vieux sous prétexte qu'il « faut que tout passe ».

Macarons de Nancy. — Faites sécher et pilez dans un mortier de marbre 200 grammes environ d'amandes et 50 grammes d'amères dont vous aurez détaché la peau en les passant à l'eau chaude, hachez très finement un demi-once de pétales de fleurs d'oranges fraîches *et cueillies sur l'arbre* en mêlant avec du sucre de Bourbon pilé partie d'une livre.

Mêlez alors et faites une pâte avec le reste de votre livre, un peu de râpure de citron ou de vanille première qualité, et deux ou trois blancs d'œuf frais et battus. Cette opération doit être faite avec une spatule de bois.

Quand la pâte est bien homogène, vous en prenez avec la spatule, de petites parties égales que vous disposez sur une feuille de papier blanc. Glacer et faire cuire à four doux sans ouvrir qu'au bout de dix minutes, en ne laissant au four pas plus d'un quart d'heure.

Macarons de fleurs d'orange. — Prenez une once de fleurs d'oranger fraîches — il ne faut prendre que les pétales et rejeter la partie centrale verte qui est amère, hachez avec un peu de sucre pilé, et mêlez dans un mortier avec deux blancs d'œufs et une livre de pareil sucre ; — quand le mélange est fait, vous disposez la pâte en petits pains ronds ou carrés d'environ cinq centimètres que vous faites cuire à four doux pendant quinze minutes environ. Ce gâteau peut se conserver toute une année, mais il est meilleur frais que trop vieux, comme du reste tous les produits pris dans leur ensemble.

Comme remarque générale pour tous ces saccharins et desserts, je dirai qu'il est d'observation constante qu'un peu de bon sucre, pris en petite quantité, joue pour l'estomac le rôle d'un léger excitant et fait passer les aliments qui y causeraient une sensation de pesanteur par manque de digestion ; de plus, toutes ses préparations se ressentent plus ou moins de cette qualité et sont excellentes pour la nutrition — mais l'abus est nuisible surtout quand on n'est pas bien sûr de la qualité.

On introduit quelquefois dans certaines pâtisseries ou gâteaux du *carbonate d'ammoniaque* destiné à leur donner une apparence factice de légèreté ou de bon levage ; les ménagères soigneuses devront laisser ce « remède » dans la pharmacie d'où il est tiré par l'esprit de lucre et de sophistication contre lequel je m'élève si souvent dans cet ouvrage.

Le miel ne doit pas non plus être pris en trop grande quantité, car à hautes doses il est purgatif. Certains tempéraments ne peuvent pas en supporter la moindre quantité, et il ne faut pas oublier que, soit en vertu de l'hérédité, soit par notre propre faute, nous nous sommes donnés souvent des subtilités individuelles d'estomac qui font que ce qui plait ou fait du mal à l'un répugne ou est inoffensif pour l'autre ; — dans l'air vicié des grandes villes, on est aussi plus délicat, plus difficile, de digestion plus laborieuse que dans celui des champs qui ne contient que peu ou point de microbes ; il n'y a même rien de tel, pour bien digérer, qu'une promenade d'une heure au grand air. Mais nous nous étendrons davantage sur ce sujet au chapitre de *l'air respirable.*

Crêpes bretonnes. — Délayez quantité suffisante de farine blanche ou bise additionnée d'un peu de farine de Graham, de son, ou mieux de recoupe (1) dans de l'eau à température de la pièce (15ᵉ cent) avec quelque peu de sel ; battez

(1) Dans certaines parties de la Bretagne, on se sert d'un mélange de farine de froment, d'avoine et de blé noir.

énergiquement avec la main jusqu'à ce que vous ne sentiez plus de grumelots et que la consistance soit liquide. Le tout dans une grande terrine qui permette de faire tourner facilement la masse.

Vous avez, préalablement au battage, ajouté trois œufs par livre, vous secouez le tout ensemble, jaunes, blancs et farine, et c'est dans cette opération que les ménagères emploient le « tour de main » qui rend les crêpes plus ou moins bonnes.

Ensuite vous prenez avec une poche ou grande cuiller à soupe, une quantité de pâte que vous étendez sur une tuile plate en fonte épaisse, beurrée et suffisamment chauffée d'un feu clair. On se sert pour cela d'une espèce de rateau plein en forme de T. Quand vous jugez qu'elle est cuite d'un côté, vous la saisissez avec une sorte de couteau en bois, mince et fort long (1), et la retournez dextrement, en mettant au milieu de la poêle gros comme une noix de bon beurre frais et *dur*, et le recouvrant avec la crêpe sous laquelle il doit s'étaler et s'imbiber en fondant lentement (Une ménagère végétarienne de Bretagne bretonnante).

Cette simple préparation donne un aliment fort sain qui se peut conserver plusieurs jours et se mange froid ou réchauffé ; en Bretagne il est fort usité.

En Normandie on emploie pour les crêpes la farine de sarrasin mélangée ou pure, mais on fait les crêpes dans une poêle et sans les instruments dont j'ai parlé. On bonifie quelquefois la pâte avec quelque peu d'eau-de-vie ou de rhum,

---

(1) En dialecte breton, *sclicen* ou *spanel* : le rateau et le couteau à crêpes jouent un rôle singulier dans les superstitions de Bretagne, comme la fourche de charrue, etc. (Voir E. Souvestre, le *Foyer breton*, superstitions populaires).

elle en est plus légére, car le feu fait évaporer l'alcool, et il ne reste que l'arome.

Quand on sert la crêpe, il faut la saupoudrer de sucre havane, pilé ou non : — on conçoit que cette addition, celle d'eau-de-vie dans la pâte, etc., ajoute beaucoup à sa succulence et en fait un excellent saccharin.

CHAPITRE VIII

FRUITS RÉCENTS ET FRUITS CONSERVÉS, FRUITS SECS, ETC.

§ 1

L'homme, de sa nature, est granivore et frugivore. Sa denture s'éloigne autant que possible des « crocs » pointus dont est composée celle des vrais carnivores. S'il peut, par un bénéfice de nature, se nourrir, temporairement de la chair du cadavre, ce n'est jamais qu'à charge de minoration et de morbidité. C'est donc une véritable aberration de vouloir en faire la base essentielle du régime : et on ne tarde pas à en recueillir les fruits ; avec l'alcoolisme et tous les vices d'égoïsme ou autres qui découlent forcément de ce mauvais et funeste régime.

Gleïzès l'a imprimé en 1843 dans sa « *Thalysie* » :

« Les fruits et les plantes sont le véritable ali-
« ment de l'intelligence, et produisent l'huile de
« la lampe merveilleuse qui nourrit le système
« nerveux de l'homme.

« Par contre la viande est athée, et la chair
« des bêtes rend Bête.... » etc., etc.

Grandes vérités qui recueillies tout d'abord chez nos voisins, commencent à briller chez nous d'un vif éclat.

Même il s'est fondé en Angleterre et en Amérique des sociétés de Végétariens qui s'alimentent exclusivement de fruits variés selon la saison. Plusieurs membres du corps médical ont adopté ce régime : le Docteur *Densmore* de Londres, et sa dame aussi Docteur, ont publié un volume intitulé : « *La nourriture naturelle de l'homme* » qui est consacré à la démonstration scientifique de ce système : lequel compte aujourd'hui un grand nombre d'adeptes. Et il faut reconnaître que la logique et le raisonnement des excellents Docteurs sont concluants et pratiques.

Mais le Végétarisme rationnel français, plus large, laisse à chacun sa liberté, et ne proscrit absolument et strictement que le cadavre : et surtout celui des mammifères, dont par une sorte d'anthropophagie : se bourrent vilainement les nécrophages.

Les fruits sont une des plus précieuses ressources que la nature nous ait données, soit qu'elle ait été aidée et dirigée par l'art du jardinier, soit qu'elle nous donne d'elle-même ces succulents *réservoirs* d'alimentation. Elle les prépare pour servir à ses transformations et à la mystérieuse genèse des plantes : mais nous nous les approprions en vertu du « Droit à la vie » que possèdent tous les êtres.

Dans la plupart des fruits frais, la prévoyante Nature a mis à la fois : Boisson et nourriture solide. Elle satisfaisait ainsi tous les besoins du corps. Aussi on remarque que les Végétariens frugivores ne boivent pour ainsi dire jamais : et qu'ils n'éprouvent nullement le besoin de la soif, tandis qu'un mangeur de cadavre est poursuivi par l'impérieux désir de boire : et c'est là la pente inéluctable à l'alcoolisme et la raison péremptoire, pourquoi le Végétarisme seul a donné, contre ce hideux et terrifiant vice, des résultats probants : que chez nous, par un singulier aveuglement, on ne veut pas voir ni reconnaître malgré l'évidence.

Les fruits, pouvant se conserver un certain temps, se transporter, etc., il en résulte une grande commodité pour leur usage : mais aussi, pour beaucoup d'entre eux, et suivant la loi qui s'applique à tout produit conservé, une diminution de qualité plus ou moins rapide.

En effet, il arrive forcément que les fruits qu'on veut transporter sont cueillis avant maturité, tassés, saboulés dans des paniers, outre la détérioration que leur font subir les marchands qui les gardent trop longtemps en magasin, etc., toutes ces causes font qu'il y a une différence considérable entre les fruits qu'on peut récolter dans le jardin d'origine à pleine maturité ; non pollués ni abîmés par toute sorte de manipulations ; conservant encore la fleur de leur primitif duvet : et ceux que le commerce accapare et nous livre en cherchant à réaliser sur eux un lucre souvent déshonnête.

Il est heureux cependant que l'homme ne puisse guère entrer pour rien dans leur création, et que ce précieux produit soit, à peu près, uniquement l'œuvre de la Nature !... C'est là ce qui lui conserve ses réelles qualités.

Et pourtant la fraude, sinon la falsification, joue aussi, là, le vilain rôle auquel nous sommes forcés de faire si souvent allusion, car l'ingéniosité du « commerce » donne, par diverses manipulations, à des noix vieillies, par exemple, l'apparence de la fraîcheur en les passant dans une eau alcaline : à des pommes de terre germées, et, hors de vente, une nouvelle virginité, etc., etc., et mille autres fraudes relevées dans les dictionnaires *ad hoc*... car il y a des dictionnaires de falsification... et cela indique l'étendue du mal.

C'est pourquoi mon troisième axiôme édicte qu'il n'y a absolument pas d'autre moyen de garer soi et sa santé des pièges incessamment tendus par

la cupidité, que de récolter ou de fabriquer soi-
même. Je n'ai pas à m'occuper de savoir si la chose
est facile aux habitants, notamment des grandes villes, etc. Mais je le dis parce que cela est, et que
nous sommes tout à fait à la merci de la bonne
foi du commerce pour tous les produits qu'il nous
livre ; et avec lesquels nous entretenons notre
bonne santé.

§ 2.

On verra, au chapitre des Boissons, combien il
est difficile, surtout dans les villes, foyers de production microbique, de préserver celles-ci de
l'action délétère de ces organismes malfaisants et
ubiquistes, puisque, en 24 heures leur proliféra-
tion atteint une progression vraiment effrayante :
de 56 microorganismes à 32.140 bactéries par
centimètres cube; d'après l'annuaire de Monsou-
ris à Paris.

Mais pour le fruit frais, la Nature réalise ce
desideratum, et ce n'est que longtemps après son
introduction dans ce milieu bactérique qu'il s'en
imprègne enfin. Mais jamais, avant la putréfaction complète; dans des proportions comparables
à celle-là, il est certes préférable d'y chercher sa
boisson végétarienne.

La **Poire** et les Pomacées, sont de tous les
fruits de l'Europe, ceux qui, dans nos climats, remplissent le mieux cette indication :

« Gardez une poire pour la soif. »

est un proverbe populaire très ancien, et qui exprime cette vérité d'une manière saisissante ; en
même temps qu'elle est un vestige des habitudes
végétariennes d'autrefois.

La bonne Nature a distillé par les admirables organes de ses plantes l'eau du sol, et l'a déposée à l'état de pureté, débarrassée de toutes les substances délétères qu'elle pouvait contenir, dans les cellules de ses fruits comestibles. On peut l'absorber de confiance ; elle n'est chargée là que de substances salutaires. Les microbes n'y pénètrent que quand on a voulu garder trop longtemps le fruit : quand on l'a maltraité, saboulé, talé, etc., alors il s'y développe une fermentation, une végétation microscopique spéciale : il *blettit* d'abord, puis enfin se pourrit et se détruit.

Il est remarquable que dans les foyers microbiques des villes, cette transformation a lieu dans un temps infiniment plus court que dans un air pur. Grâce à leur petitesse, l'infusoire et le microbe pénètrent partout, envahissent tout, gâtent tout. Nos ennemis invisibles sont les plus terribles, car ils prolifèrent à miracle dans l'entassement des organismes que nous produisons inconsciemment, on ne peut s'en défendre là que difficilement. Même on ne s'en méfie pas, et on n'y fait que peu d'attention, on le subit et on en meurt sans le connaître ni s'en douter la plupart du temps.

Dans les climats chauds, une certaine plante les *Nepenthès distillatoria*, offre au voyageur altéré et dans une poche spéciale de la fleur, une tasse d'excellente eau qui lui sert de boisson. Dans nos régions tempérées, nous ne pourrions faire croître ce végétal que dans les serres chaudes. Mais nous avons la *Poire* dont les saveurs variées peuvent contenter tous les palais, et qui offre, en outre, l'avantage précieux d'une conservation bien plus longue, lorsqu'elle est faite dans de bonnes conditions.

La *Poire*, à cause de sa qualité rafraîchissante, est un peu froide et lourde à digérer pour certains estomacs, surtout parce qu'elle ne contient pas toujours un jus riche en saveurs sucrées. Car il faut savoir que le sucre est, la plupart du temps un des meilleurs condiments digestifs. On remédie à cela simplement, en trempant chaque morceau dans une tasse pleine de sucre-havane en petits cristaux blancs ou jaunes ; une certaine quantité d'entre eux s'attache après la bouchée, et elle en devient à la fois plus agréable au goût, et plus digestive.

Des ouvrages végétariens d'Allemagne et d'ailleurs préconisent, pour la substentation du corps, « un fruit frais et du pain de graham ». Cette cuisine, vraiment économique, n'est à l'usage que d'un petit nombre, — il est certain, néanmoins, que si on peut s'y astreindre, on vivra de la vie des anachorètes, c'est-à-dire longuement et sans maladie. Par là, du moins, on n'absorbe pas d'eau *microbique* — puisque ce régime exclut les boissons — mais il n'est pas à la portée de tous, puisqu'on ne fait pas, partout, du pain de graham.

Il faut remarquer que l'Hagiographie nous apprend que les grands saints ont vécu de cette façon. On croit, généralement, que cette abstinence est au-dessus de la nature humaine, — c'est une erreur — on ne fait, dans le monde, pas du tout attention à la manière dont on se nourrit ; c'est une étude délaissée, aujourd'hui, que celle de l'influence des aliments sur le caractère, les mœurs, la santé physique et morale d'une nation, — et pourtant elle est féconde en résultats. — Mais ce n'est pas ici le lieu de développer cette thèse et de rechercher si, ayant suivi un autre régime, les saints, les anachorètes et les premiers religieux seraient arrivés à la perfection qu'ils ont atteinte.

Ce qui est établi par des observations nombreuses, c'est que l'ivresse des vins et des alcools falsifiés d'aujourd'hui, accompagnée d'une large ingurgitation de viande, est mauvaise et pousse aux querelles, aux disputes, au crime ; celle du vin *véritable* est plutôt gaie, portant généralement au fou rire, et c'est pourquoi les Végétariens repoussent ces produits nécrophagiques et les alcools qui ne peuvent être employés, dans certains cas rares et pathologiques, que selon l'indication d'un médecin judicieux. On peut affirmer, sans crainte de se tromper, que si ces principes vrais étaient en vigueur partout, on ne verrait pas florir le mal : et que l'humanité pratiquerait, de toute part, le bien et la justice.

Cicéron disait :

Quid leges sine moribus.
Sans les mœurs, la loi est impuissante.

Et moi j'ajoute :

Quid mores, sine alimentis !
Ce sont les aliments qui font les bonnes mœurs.

On a vu que plusieurs savants confrères partagent aussi cet avis : car pour tout homme de bonne foi, la vérité est une.

§ 3.

La **Pomme** partage avec la poire les qualités rafraîchissantes qui les distinguent. Elle aussi, est éminemment propre à apaiser la soif. Nous traiterons, au chapitre X, des boissons salutaires et hygiéniques que l'on peut préparer avec ces deux fruits. Mais quand on est en droit de suspecter la provenance ou la fabrication du cidre que l'on consomme, il vaut mieux, sans tant de préparations, s'adresser à la nature, qui ne trompe jamais et mordre dans une bonne pomme, fraîche et juteuse : on aura ainsi le boire et le manger. Ce qui n'empêche pas que le vrai jus de pommes à faire du cidre ne soit aussi fort salutaire ; car les pommes dites « à couteau » ou cultivées dans les jardins, n'en pourraient pas fournir un pareil en qualité à celui des pommiers hauts-vents de Normandie, par exemple, dont les fruits feraient, par contre, sur la table, une triste figure et ne flatteraient guère le palais.

Le **Raisin** est un autre fruit dont les diverses variétés noires, blanches ou grises sont toutes plus ou moins succulentes et salutaires. On sait l'usage que vont en faire les malades qui se rendent dans des endroits à vignobles pour faire une *cure de raisins*, dans certains pays (1).

L'effet n'en serait pas le même si le fruit était transporté : il faut qu'il soit cueilli et consommé sur place. Cette condition est de rigueur, et elle met bien en évidence de vérité ce que j'ai dit au commencement du chapitre sur la mauvaise qualité des fruits déplacés.

La **Groseille**, rouge ou blanche, possède de précieuses qualités pour apaiser la soif par son goût légèrement aigrelet. Le jus de groseilles tordues dans un linge de finesse ordinaire et additionné d'un peu d'eau est précieux quand, dans l'été, la température est chaude et l'air lourd. Les malades et les fébricitants l'apprécient, et en sont réconfortés dans leur soif ardente : elle sert aussi merveilleusement dans les maladies putrides.

La **Framboise** ne pourrait guère seule servir à faire de boisson, son jus est trop épais ; mais ajoutée au précédent, elle forme une variante agréable et donne un hydrolat parfumé.

____

(1) Le raisin avec le petit lait y forment la base d'une nourriture thérapeutique, et sans autres *drogues* obtiennent des résultats étonnants. Nous avons eu déjà l'occasion d'en parler notamment au chapitre III.

Le **Cassis** est une sorte de groseille noire d'un goût spécial et tout différent de la rouge ou de la blanche. Le suc exprimé de ses fruits se prescrivait autrefois dans les maladies des voies urinaires, lorsqu'il y a inflammation. On peut faire, avec ses feuilles, fraîches ou séchées, une infusion, sorte de thé qui a des propriétés diurétiques et apéritives.

La **Groseille à maquereau**, blanche ou rouge, ainsi nommée parce qu'avec ce fruit vert on fait une sauce verjus pour assaisonner ce poisson, qui était autrefois fort usitée : se mange fraîche ou cuite, contrairement à l'usage pour les deux autres variétés de groseilles. Le jus, si on le laisse fermenter, fournit une boisson fort saine et agréable.

La **Prune** est un fruit doux, acidulé ou sucré, fort nourrissant, muni de vertus rafraîchissantes et délayantes mais qui peut, si on en abuse, devenir trop laxatif : il est certain qu'en temps d'épidémie ou de choléra, il n'est pas prudent d'en absorber trop, surtout dans les villes où ce fruit n'est livré à la consommation que de qualité notablement inférieure à celle qu'on peut avoir quand il est cueilli sur l'arbre et à parfaite maturité. Dans ce dernier cas, ces risques sont considérablement diminués, et ce fruit est précieux par ses qualités, que n'a pas altéré ce fléau de l'alimentation ; l'amour du lucre, et sa conséquence : la sophistication.

Les horticulteurs comptent de noires, brunes ou blanches, plus de 250 variétés différentes. Je ne les décrirai pas ; une des plus précieuses, c'est la *couetsch* ou *couatche* de Lorraine, qui rapporte abondamment, se peut manger crue, et sert à faire à peu de frais, d'excellente marmelade, des gâteaux, etc. ; elle est une des plus propres à faire des *pruneaux* et on en retire en outre par distillation sous le nom de Kirsch-Wasser, une eau-de-vie de fort bon goût qui peut servir aux mêmes usages que celle de vin. *L'huile de marmote* bien connue dans les Alpes, est tirée de l'amande du *prunier de Briançon.*

La **Pêche** est un des plus délicats et des meilleurs fruits de nos vergers, elle flatte à la fois la vue, le toucher, l'odorat, le goût : sa chair fondante et succulente, se marie bien au *bon* vin et la qualité excitante de l'un est corrigée par la frigidité légère de l'autre. Une pêche ou deux satisfont amplement le sentiment de la soif.

Comme pour le prunier, il y en a de nombreuses variétés.

Les fleurs ou les feuilles de pêcher servent, à la dose d'une 1/2 once chacune, édulcorées avec du miel en infusion dans 1,2 litre d'eau : pour faire une purgation agréable, l'huile que l'on extrait de l'amande ne diffère pas de l'huile d'olive.

L'Abricot est originaire de climats plus chauds que les nôtres, et chez nous, il ne donne guère des fruits d'un parfum et d'un goût aussi exquis qu'en son pays d'origine. Néanmoins il est encore succulent.

On peut le confire dans du jus de canne ou de l'eau-de-vie, quand il est vert et que son noyau n'a pas durci : en maturité, on le mange cru, cuit, en compote ou en marmelade, on fait des confitures, des pâtes sèches qui se conservent longtemps. On tire aussi de l'huile de son noyau.

La **Cerise** est rafraîchissante, nourrissante et laxative, sa queue et ses feuilles forment la base d'une infusion diurétique précieuse dans la médecine par les plantes. Le suc de la cerise acidule ou *griote*, édulcoré avec du jus de canne ou du miel convient comme celui de groseille, dans les mêmes cas. Les noyaux ou amandes concassés et infusés dans du vin blanc pendant vingt-quatre heures.

forment une liqueur apéritive à petites doses.

Le fruit du cerisier est un des plus utiles et dont on peut tirer le plus de parti. Ce n'est pas sans raison que Lucullus, le fameux gourmet de l'antiquité, l'avait pris sous son patronage et introduit à Rome. Il se prête à bien des usages, est également bon cru, cuit, confit, en marmelade, en confitures, etc. On en fait du ratafia. Avec le jus de cerises, ajoutant les noyaux concassés, on obtient, pure ou sans fermentation, une liqueur fort agréable. On sait que la *merise*, une de ses variétés, sert à préparer le *Kirchen-Wasser*, eau-de-vie violente, mais de propriétés carminatives et digestives précieuses à petite dose ou étendue d'eau, quand elle n'est pas adultérée, soit par addition de prunelles ou sorbes, soit autrement.

La fermentation qui a pour résultat la formation d'alcool dans le jus des fruits, le rend apte à se conserver quand on ne l'emploie pas avant. Consommées sobrement et en quantité modérée, ou avec quelque peu d'eau, ces boissons sont inoffensives, il n'y a que l'abus ou l'adultération qui soient nuisibles et causent tous les accidents que les Végétariens leur reprochent.

L'Épine-Vinette. — C'est un exemple d'un fruit comestible et sauvage, c'est-à-dire venu sans le secours de l'horticulture ; il possède une saveur aigrelette qui donne un goût exquis aux confitures et aux sirops que l'on fait avec. — Quand il est encore vert il se confit avec du vinaigre, et remplace les câpres comme condiment. — On mange aussi comme tel les jeunes pousses de l'arbuste à l'instar des frondes de la vigne ou de la sauce verjus. Il mûrit fort tard et n'est jamais si bon que quand la gelée a passé dessus, c'est le dernier qui mûrisse des fruits frais de l'hiver, on est heureux de le trouver après l'arbre dans cette saison où il n'y en a plus d'autres.

La **Cornouille** est comme le précédent, un fruit des bois, ce qui n'empêche pas qu'il ne soit très bon ; il a une saveur douce, un peu astringente et se consomme aussi en confiture ou dans le vinaigre. On le mêle à d'autres fruits pour faire une boisson fermentée ou non, il sert à perfectionner le cidre et le poiré, et on retire de l'huile de son noyau ou de son amande.

La **Mûre** est un troisième fruit sauvage qui croît sur la ronce et qui a des propriétés astringentes fort utilisées en médecine, il est aussi rafraîchissant et nourrissant, mais il n'en faut pas manger trop à la fois, car il donne, dit-on, des coliques ; punition des intempérants et sanction de la sobriété.

On donne aussi ce nom au produit du mûrier, arbre aimé des vers à soie et qui contient beaucoup de sucre en même temps que des ferments très actifs, aussi la liqueur qu'on en retire, et que l'on fabrique par le même procédé que le vin, ne peut se boire longtemps fraîche, et elle sert à faire un vinaigre très fort et très agréable que l'on emploie dans l'art culinaire.

§ 4.

La **Fraise** tempère la chaleur de l'estomac et de la poitrine ; elle constitue par son usage répété, une médication naturelle et fort efficace contre la gravelle et la goutte, suite *forcée* du créophagisme, on en compose des boissons agréables, on en fait des conserves délicieuses et, dans certains pays on les broie avec de l'eau de rose et du jus de citron, puis du jus de canne, et on compose ainsi une boisson délicieuse, à la fois rafraîchissante et salutaire.

On les mange communément, soit sans assaisonnement, soit avec du vin, quelques liqueurs alcooliques, comme de l'eau-de-vie, du rhum, du kirch : additionnées d'eau et même de vinaigre de raisin, de pommes ou de mûres : mélangées avec des framboises, etc. La fraise passe pour être un peu difficile à digérer pour les estomacs délicats, lesquels ont besoin pour cela des assaisonnements que l'on mêle communément avec.

La **Myrtille** est un fruit précoce, il mûrit généralement en mai. Elle possède une saveur douce mêlée d'acidité qui la rend agréable au goût, elle est rafraîchissante. Quelques personnes la mangent avec de la crème ou du lait, d'autres en font des tartes, leur jus est bon pour les ardeurs d'urine et pour la dysenterie. Les falsificateurs en teignent le vin blanc et cette fraude du moins n'a pas d'effet toxique. On en fait des confitures fort estimées et de couleur bleue ou violette intense.

On la trouve en Europe parmi les bruyères, mais c'est surtout en Amérique qu'elle se récolte à profusion, et, pendant deux ou trois mois de l'année, on la voit figurer sur la table des planteurs, qui en sont très friands.

La **Figue** est non seulement un aliment sain et agréable qui fait presque la nourriture de certains peuples du midi, mais encore elle s'emploie comme médicament pectoral et adoucissant, en gargarisme, en cataplasme, etc. On peut en tirer un vin fermenté qui remplace l'autre, de l'eau-de-vie par distillation comme de tous les fruits sucrés, etc.

Elle se mange fraîche : quand elle est desséchée elle constitue avec des raisins secs, des dattes, etc., la base d'un régime végétarien qui non seulement maintient en santé, mais peut servir à purger le corps de certains virus : le vénérien, diverses espèces de cancers, etc. Cette thérapeutique, connue sous le nom de *traitement arabique*, n'est plus usitée en France, aujourd'hui que la médecine est livrée à la polypharmacie chimique, mais c'est à tort, car elle est fort efficace : elle donne des résultats qui protestent contre la prétendue incurabilité de la syphilis, qui fait loi dans la médecine officielle.

La **Caroube**. — C'est une espèce de gousse de longueur variable: un décimètre plus ou moins, et qui contient une pulpe de saveur mielleuse. Le caroubier croît en pleine terre dans le Midi. Les enfants, les pauvres gens en font une grande consommation, on le donne aussi aux bestiaux, etc. : ce qui prouve qu'elle a des propriétés nutritives analogues à celle de la précédente

Les musulmans en font des sorbets, la mélangeant avec du réglisse, du raisin sec, etc. Elle sert aussi à confire les fruits, mais a parfois une vertu laxative.

Les **Dattes**. —Ce fruit et des plus utiles pour les populations de l'Asie et de l'Afrique, il forme presque toute la nourriture de ces peuplades, auxquelles le climat a inspiré la sobriété. On sait que le Végétarisme le plus strict est pratiqué dans l'Inde de temps immémorial par les brahmes.

L'arbre tout entier est utilisé : on mange non seulement le fruit, mais encore les pédoncules et les spathes de la fleur mâle, les jeunes feuilles, la moelle des jeunes pieds ; on retire, d'incisions faites à la base des feuilles, une liqueur blanche que l'on doit boire dans les vingt-quatre heures, car elle s'aigrit vite, et que l'on appelle *lait ou vin de palme*.

La **Noix**, *noisettes, noix du Para, pignon, tournesol, noix de coco*, etc., sont des fruits de propriétés analogues: ils contiennent presque tous une huile que l'on peut récolter et qui sert comme succédané du beurre (1). On peut aussi

(1) Voy. chap. IV.

les manger en nature, mais en petite quantité, selon le précepte de l'école de Salerne :

Unica nux prodest, nocet altera, tertia mors est.
Une noix, bon ; deux, trop ; trois te coûteront cher (1).

§ 5.

La **Châtaigne** et le *marron* sont une excellente nourriture qui suffit presque à bien des gens en France, notamment dans le Limousin, l'Auvergne, les Cévennes, etc. Elle peut se conserver, desséchée au soleil, pendant un temps considérable. Quand elle est fraîche, on peut la faire bouillir au lait ou à l'eau, ou la glacer au sucre. On se trouve bien de mettre, dans l'eau qui la cuit, une tige de sauge, de menthe, ou de l'anis, ou un peu de sel, etc. Elle est aussi mangée communément rôtie, sous la cendre chaude ou dans une poêle à trous.

En Limousin, on les décortique par une exposition à l'eau bouillante, puis après on les fait cuire — sans eau — dans un vase bien couvert et à feu doux. On en prépare aussi des potages (2), des purées, et quantité de plats. Mais de tous ceux-ci, le meilleur est encore la châtaigne ou le marron mangés *en nature ;* certaines personnes même les consomment crues.

On peut aussi en composer une boisson fermentée ou en retirer du sucre.

L'**Orange**, *le citron*, le *limon*. La saveur et l'usage de ces espèces sont analogues : dans les pays chauds, ils ont un goût bien autrement agréable que celui de ceux consommés dans le Nord,

(1) Levacher de la Feuterie. Ouv. cité.
(2) Voy. chap. V.

où l'on n'a que des fruits transportés. Elles servent à faire des boissons salutaires, rafraîchissantes et succulentes, mais d'un tout autre goût que ce que l'industrie nous livre sous leur étiquette ; il vaut mieux les fabriquer soi-même avec les produits de la bonne nature, que ne conduit pas l'avidité du lucre : nous en traiterons au chapitre X.

Le **Coing** ne peut se consommer cru, il est trop astringent, mais cuit il sert à faire, seul ou mieux mélangé avec moitié pommes, des marmelades et des confitures qui ont cette propriété : dont il ne faut conséquemment pas abuser et plutôt réserver comme médicament anodin.

On en fait aussi une liqueur, du vin et un sirop.

La **Nèfle**, la *corme*, la *sorbe*, l'*alize*. Ces quatre fruits, de la classe des astringents offrent, entre eux, cette analogie, qu'ils ne sont comestibles que quand ils ont *bletti*. La *nèfle* est à la fois rafraîchissante et fort nutritive. La *corme*, que quelques personnes préfèrent à la nèfle, sert à faire un cidre qui, sans eau, est très fort, mais étendu, constitue une boisson agréable.

La *sorbe*, baie ronde d'un rouge vif, sert, en Suède, à faire du cidre et de l'eau-de-vie. La pomme d'*alize* se mange dans les mêmes conditions que la nèfle.

L'**Ananas**, le *jujube*. Le premier de ces deux fruits possède une pulpe à goût délicieux qui, associée à petite quantité de kirsch de cerises, ou autre alcoolique, sert à combattre la langueur qui accompagne les grandes chaleurs : seule avec de l'eau et du jus de canne, elle a aussi des propriétés rafraîchissantes, et on peut manger les tranches du fruit qui ont servi à faire la boisson.

Le *jujube*, qui se récolte dans le midi de la France, est nourrissant et agréable, quoiqu'un peu fade et sert, dans la médecine naturelle et même dans l'autre, à composer des tisanes fort utiles pour les affections de poitrine.

Le **Melon** est un des fruits les plus délicieux de l'été, il est humectant, rafraîchissant, mais demande, pour bien passer, un peu d'épices ou mieux de sucre de canne. Il ne faut pas, cependant, en abuser, car il produit parfois des dysenteries fort rebelles. On peut en confire la chair au vinaigre de pommes ou de raisin et en faire, en hiver, des compotes agréables.

Sa graine sert, en émulsion, à calmer les coliques et on en tire une huile anodine et de propriétés adoucissantes.

La *Pastèque,* sous genre, comme le Potiron, de la famille des Courges, laquelle donne des fruits d'une grande utilité et dont nous avons déjà parlé (1); est un fruit très aqueux et précieux dans les pays chauds; en Italie, il sert de boisson aux Napolitains qui se sustentent avec cela et un peu de macaroni. Sa chair, rouge ou blanche, est légèrement sucrée, acidule, et fond dans la bouche avec un goût délicieux, — dans le Midi il vient en plein air, mais plus au Nord il est nécessaire de le mettre sur couches.

Le jus de la pastèque se prescrit aux fiévreux qu'il raffraîchit dans leur ardeur; et ce fruit fut d'une grande ressource aux soldats français de l'armée d'Egypte. Sa graine et l'huile qu'on en tire ont les mêmes propriétés émollientes, calmantes, adoucissantes, etc., que celles de toute la famille des cucurbitacées.

Dans certains pays on prépare une boisson avec la pulpe pilée et fermentée, comme du reste on peut le faire avec toute sorte de jus de fruits sucrés; nous avons déjà eu occasion de le voir.

(1) Voy. chap. V.

La **Banane**, la *goyave*, le *lotus*, la poire du *laurier avocat*, le fruit de *l'arbre à pain*, etc., et tant d'autres, qui ne se trouvent qu'accidentellement dans nos climats et appartiennent à d'autres continents, ne sauraient, on le conçoit, figurer dans ce livre, bien qu'ils servent à la nourriture des habitants de ces contrées exotiques.

CHAPITRE IX

CONDIMENTS. — ÉPICES, SUCRE, MIEL, SEL, VINAI-
GRES, etc., ET AUTRES.

§ 1.

Il est probable que l'estomac de l'homme à l'é-
tat de nature pouvait digérer sans condiments ;
mais il est certain que celui d'aujourd'hui ne saurait s'en passer absolument : d'autre part, il est
non moins évident que l'abus en est nuisible,
comme de tous les excitants, lesquels ne redon-
nent aux fonctions une énergie momentanée
qu'aux dépens du fonds et de la force vitale.

L'usage des excitants alcooliques est absolument banni de l'ordinaire de ceux qu'en Angleterre et en France on destine à un travail forcé
de longue haleine, sportistes, coureurs, vélocipé-
distes, etc., et celui des condiments et des épices
est réduit à la petite quantité nécessaire pour faire
digérer la nourriture forte et échauffante qu'on
leur donne, car ils ont besoin de toute leur vigueur
et de toute leur robusticité.

On peut remarquer aussi que l'usage des excitants devient rapidement une servitude et, si l'on
manque de force morale, on se voit entraîné à
en augmenter la dose de jour en jour, jusqu'à des
quantités quelquefois étonnantes et qui seraient
incroyables si l'observation des médecins n'en faisait foi.

Ces excès dans un sens amènent parfois réaction au sens contraire ; ainsi le docteur Oidtmann,

d'Aix-la-Chapelle, proscrit *absolument* l'usage du sel, même à petites doses (1). C'est là une sorte de paradoxe inadmissible dans nos sociétés civilisées du XIXe siècle : et même la Bible, le plus ancien livre connu, témoigne que l'usage du sel est aussi vieux que le monde. Mais il faut en tirer une conclusion formulée dès le XIIe siècle par l'école de Salerne qui disait, proverbe déjà cité (2) :

> *Urunt res salsæ visum semenque minorant*
> *Et generant scabiem, pruritum, sive rigorem.*

et s'en rapporter à ce que nous avons dit autre part :

> *In medio virtus*
> Le sage évite tout excès.

Donc il est reconnu que celui qui pousse en ce sens *l'alsophobie* jusqu'au point que je viens de citer, ressemble à quelqu'un qui ne voudrait pas se servir de couteau sous prétexte qu'on peut se couper avec, point se baigner dans l'eau prétendant qu'on peut s'y noyer, etc. Ce serait là empoisonner à plaisir son existence et c'est pour de pareils gens que la Rochefoucauld a écrit cette maxime:

C'est une ennuyeuse maladie que de conserver sa santé par un trop grand régime (3).

Du reste un Végétarien n'a guère à craindre les accidents, forts réels, cités par le docteur Oidtmann, car ceux-ci sont dus surtout aux salaisons de viande dont on abuse en Prusse et en Allemagne, et qui, dans ce cas, donnent le scor-

---

(1) J'ai déjà eu occasion de faire remarquer (chapitre IV) que le peu de sel que l'on ajoute aux plats a pour but de remplacer celui de combinaison, lexivié par la cuisson.

(2) Page 36.

(3) Maxime 282, édition in-18 d'Amsterdam, 1781, page 65.

but et d'autres maladies tout aussi bien que sur un vaisseau où l'équipage n'a pas d'autre nourriture.

La santé n'est pas le résultat d'un régime strict qui puisse se formuler dans un livre ou se réduire en axiomes invariables. On l'obtient par des moyens quelquefois opposés en apparence chez divers sujets ; car la disposition du corps, les idiosyncrasies, sont aussi variables que les figures. La direction individuelle dans le sens normal est une des choses les plus difficiles qui soient; par contre, c'est une étude des plus négligées, malgré son importance capitale. Partout la *fabrication de la vie* est laissée à l'arbitraire individuel, et n'est presque jamais dirigée suivant les lois de la bonne hygiène, qui, n'étant enseignées nulle part généralement, nous laissent dans un chaos alimentaire et culinaire vraiment nuisible à la santé du corps et de l'esprit.

Il est peu de gens qui s'inquiètent de l'influence de la nourriture sur toutes les choses de la personne humaine, ni qui puissent s'en rendre compte : aussi les connaissances que l'on acquiert sur cette matière sont ce qu'elles doivent être dans cet état d'indifférence et d'abandon de cette vraie « *science de la vie* ». L'effort en ce sens que tente ce livre se ressent, bien certainement d'une pareille négligence ; mais d'autres suivront la voie ouverte et sans doute voudront, sur ce sujet, nous mettre au niveau des pays voisins, dont la littérature végétarienne est plus avancée que la nôtre.

§ 2.

Quoique l'on comprenne, en général, sous le nom d'**épices,** toutes les substances étrangères

qui ont une saveur chaude et piquante, et dont
on fait usage pour assaisonner les aliments ; cependant ce terme désigne, plus particulièrement,
en Europe, celles qui sont aromatiques et origi-
naires de l'Orient, telles que la *canelle*, le *macis*,
la *muscade*, le *clou de girofle*, le *piment*, le *poivre*, le *gingembre*, etc. Leur usage a toujours
existé, et bien davantage avant le xve siècle où
le sucre de canne n'était pas généralement employé. Alors ces substances se vendaient fort
cher, servaient pour faire des cadeaux recher-
chés ; et même, après la décision d'un procès,
on ne pouvait rien offrir de plus agréable aux ju-
ges ; comme font foi ces vers d'un poëte satyri-
que du xviie siècle par allusion à l'incendie du
Palais, à Paris en 1618 :

> . . . « Ce fut l'an que dame Justice,
> Pour avoir mangé *trop d'épices*,
> Se mit le Palais tout en feu. » . . .

Au milieu du siècle dernier M. Poivre, inten-
dant des colonies françaises, y a introduit la culture du *poivre*, mais son nom n'est pas l'étymo-
logie du vocable. Dans l'Inde on retire un alcool
de cette épice fermentée avec de l'eau et distillée : on en a aussi une sorte d'huile que l'on ad-
ministrait autrefois dans la fièvre intermittente.
Il est chaud, incisif, astringent et apéritif.

S'il est mortel pour les insectes, notamment
ceux qui rongent la laine, il n'en est pas de même pour les infusoires et les *microbes* : quand
on laisse à l'air libre une infusion saturée de
poivre, elle ne tarde pas à recueillir et à faire
développer tout un monde d'animalcules qu'il est
curieux d'observer au microscope.

La **canelle** est la deuxième écorce des jeunes pousses d'un arbre dont on utilise toutes les

parties, écorce, racine, tronc, branches, feuilles, fleurs et fruits, on en retire des eaux distillées, des sels volatils, du camphre, du suif et de la cire végétale, des huiles précieuses et aromatiques. — On en compose des sirops, des liqueurs, des essences odorantes, etc. La cannelle possède en outre des qualités communes à toutes les épices, des vertus toniques et réconfortantes, elle fait, bouillie dans du vin, la base de la *potion cordiale* du Codex.

La **muscade** et le *macis*, sorte de peau odorante qui enveloppe la coque, ont les propriétés communes ; on en tire une eau distillée : — une huile par expression du fruit récent pilé et réchauffé dans la poêle. Elle est salutaire dans le vomissement des cholériques, dans les tranchées et la lientérie, pour les accouchées, été., etc. Du temps de Boileau, elle était fort à la mode dans l'art culinaire ; témoin le vers bien connu de la satire du « repas ridicule » :

« Aimez-vous la muscade ? on en a mis partout ! »

Le **clou de girofle** est le bouton à fleur d'un arbre originaire des îles Moluques, il contient une huile essentielle qui sert à calmer le mal de dents : outre les propriétés communes, il passait autrefois pour cardiaque, céphalique, stomachique. — Un clou de girofle dans les consommés de légumes ou les bouillons en relève le goût, mais n'est pas indispensable. Son usage est répandu dans les quatre parties du globe.

Le **gingembre** est une racine aromatique qui vient de l'Inde. On l'associait autrefois aux purgatifs, il est sudorifique et bon contre la toux. Dans l'Inde on le confit avec du sucre et une sorte de miel exprimé de certaines gousses, et on l'emploie contre le scorbut. A Madagascar on le mange vert en salade, mélangé d'autres herbes; aux colonies on en fait une infusion théiforme, et, après l'avoir dépouillé de son écorce et laissé tremper quelque temps dans le vinaigre, on en fait des conserves de grand parfum et qui se conservent longtemps. Il est peu usité en France, mais par contre, beaucoup en Allemagne et en Angleterre où se fabrique le *ginger-beer* qui est une boisson de très bon goût et fort économique à propriétés toniques et stomachiques. On en fait aussi un *vin de gingembre* de qualités analogues.

Les épices, on le voit, appartiennent plutôt à l'art médical qu'à l'art culinaire. — Les traités spéciaux recommandent leur usage modéré dans la cuisine ordinaire: le danger d'irriter l'estomac en lui donnant une activité factice et de causer par là des inflammations intestinales, est encore plus grand dans la végétarienne: et les ménagères feront sagement d'en être fort sobres, si elles ont en vue la santé de leurs proches et d'elles-mêmes.

§ 3.

Le **sucre** raffiné est signalé dans les anciennes pharmacopées (1) comme ayant retenu, de la chaux vive avec quoi on le travaille, « — une « certaine acrimonie, corrosive fort ennemye des « poumons et des parties internes; et demander le « sucre bien raffiné, c'est le demander bien impré- « gné des sels âcres et corrosifs de la chaux vive (2) ». Cela confirme parfaitement la recommandation du

---

(1) On sait qu'il n'y a pas longtemps encore, le sucre était débité par les *apothicaires* ou pharmaciens comme médicament.

(2) Pharmacopée française d'Ettmuller. — Lyon, Amaulry 1698, 2 vol.

présent livre de n'employer que du *jus de canne*
pour ne pas s'exposer aux accidents et au symptômes de maladie remarqués chez ceux qui le
consomment sans s'assurer de l'origine, et qui ont
trop d'indifférence sur sa provenance.

Les hypocondriaques, les cachectiques, les
diabétiques (1), les femmes sujettes à l'hystérie ne
sauraient souffrir ni le sucre, ni les choses sucrées,
car il leur donne des tranchées, diarrhées, et autres affections ; — d'autre part, il est dangereux
d'ordonner trop de sirops, conserves *sirupeuses*,
tisanes trop sucrées, etc., aux fièvres intermitten-
tes ou continues, car il les augmente. Mais il est
surtout pernicieux aux phtisiques, parce qu'il
rend les ulcères des poumons plus sordides et
dispose ce viscère à la corruption.

Cette action du sucre sur la chair est connue
aussi anciennement que le sucre lui-même.— « *Il
a vertu de refroidir, de amortir, pourrir et
ramollir* », dit un vieux livre gothique français qui
date des premiers temps de son introduction en
Europe (2). En effet, quand on en saupoudre de
la chair crue, elle se corrompt en vingt-quatre
heures. Cette propriété est utilisée pour faire
avec des limaçons vivants écornés, que l'on saupoudre de sucre, une sorte de sirop qui, outre
l'avantage de ne rien coûter, est excellent pour
les rhumes légers. Cette préparation se fait dans
l'espace du soir au matin et se consomme de
suite : elle est fort usitée en Bretagne et ailleurs.

Le bon et vrai sucre, en nature, fait peu de
mal et il faut qu'un homme en santé en consomme beaucoup et longtemps pour mal s'en trou-

(1) M. le docteur Donkin guérit les diabétiques par l'alimentation au *lait de beurre* ou lait privé de crême. *Relation between
diabetes, etc.*, 1875.
(2) *Le grant herbier en Francoys contenant les vertus*, etc.
petit in-folio de 176 feuillets. Paris, Phil. Lenoir, 1518.

ver : mais dans ce qu'on appelle des *sucreries*, il y a souvent des substances délétères, même en dehors des colorations toxiques ; elles peuvent être faites avec des sucres de rebut, falsifiées, adultérées de mille façons, aussi elle sont la réputation, d'ailleurs méritée, d'altérer l'émail des dents, d'émousser l'appétit, de fatiguer l'estomac et d'irriter les intestins.

Cependant le sucre peut être considéré comme un des aliments les plus propres à compléter et à améliorer les qualités digestives des substances alimentaires. Un peu de jus de canne en nature pris après le repas, vaut, pour un estomac paresseux, mieux que les liqueurs alcooliques qu'on est en usage, dans quelques familles, d'absorber en pareil cas. M. Payen avance qu'il serait à désirer, dans l'intérêt de la santé publique, que la consommation du sucre fût en France beaucoup plus considérable, surtout dans les campagnes, où il permettrait de consommer et de conserver divers fruits dans lesquels l'acidité domine et qui d'ailleurs contiennent trop d'eau pour être de longue garde.

Tels en sont les avantages et les inconvénients : mais si l'on prend mes préceptes pour guide on pourra, sans danger, user de ce condiment dont l'arome et la délicatesse de goût le font rechercher de tous les gourmets.

§ 4.

Si la consommation du sucre ne s'est généralisée que depuis un temps assez restreint, le **miel**, au contraire, a, dans nos climats et ailleurs, joui toujours d'une grande faveur. Là comme partout, pour échapper à la fraude, il vaut mieux produire soi-même. Les traités spéciaux signalent, comme adultérations, l'addition d'amidon, de farine, de stéarine, de sable, de blanc d'Espagne, de fécule, d'eau de glucose, de phlegmes, etc., etc. Il n'est absolument aucune substance, comestible et commerciale, qui puisse se flatter d'échapper à la falsification, puisque quelquefois on adultère les substances falsificatrices elles-mêmes !

Le miel a, par devers lui, des vertus laxatives assez marquées dans certaines provenances, et qui dépendent des fleurs que butinent les abeilles. On en profite pour préparer, avec la *mercuriale annuelle*, euphorbiacée fort commune dans nos jardins, un médicament usuel du Codex appelé *miel mercurial* qui ne contient pas un atome de mercure, comme son nom le ferait supposer. On lui donne aussi les propriétés de diverses autres plantes en le mélangeant, à froid, avec de leurs infusions.

L'excellent goût du miel et sa qualité nutritive l'ont, de tout temps et en tous pays, fait rechercher par tous les hommes, qu'ils fussent sauvages, demi-sauvages ou civilisés. La qualité du miel vient, évidemment, des fleurs sur lesquelles il a été récolté, et les diverses sortes dépendent tout simplement de celles qui croissent au lieu d'origine.

L'usage du miel en nature n'a d'autre inconvénient que d'être, comme nous venons de le voir, laxatif ; ou même, chose étrange, de resserrer avec excès selon le tempérament, ou plutôt selon provenance. Il peut se substituer au sucre dans beaucoup de circonstances, et il est d'un grand emploi dans l'office, dans la médecine, etc. On l'ordonne toutes les fois qu'il est nécessaire d'adoucir et de nourrir beaucoup sans fatiguer l'estomac, il convient principalement à l'enfance et à la vieillesse.

Il ne se dessèche jamais quand il est bien pur,

et s'altère difficilement lorsqu'il n'a pas été exposé à la chaleur ou étendu d'eau : on peut aussi
l'employer pour conserver les fruits ou autres
comestibles, même les greffes, faire des confitures, etc. Dans certains pays, on le mêle aux vins.
L'hydromel vieilli se vend souvent comme vin
d'Espagne, car, au bout de 5 à 6 ans, il n'a plus
rien qui fasse savoir qu'il vient du miel, et les
marchands profitent de cette propriété.

On distingue trois sortes d'*hydromel*, le simple, le vineux et le composé. Le simple est celui
qui est produit par le mélange simplement d'une
petite quantité de miel avec beaucoup d'eau, et
qu'on boit dès qu'il est formé. Il sent le miel et
a un goût particulier, mais on s'y accoutume facilement. Le vineux est fermenté, il y entre, en poids,
une partie de miel et trois parties d'eau, mais il
faut de la chaleur pour que la fermentation s'y
établisse. Il ressemble étonnamment à certains
vins blancs ; les *fabriques* de vin de Cette en savent quelque chose : mais il faut reconnaître que,
quand on n'y ajoute pas d'autre substance ou
drogue, cette fraude n'est qu'une tromperie sur
le nom, car la qualité du liquide est bonne, selon
un axiome déjà cité dans cet ouvrage à propos
de la pureté des produits.

L'hydromel composé est celui dans lequel on
fait entrer, qu'il soit simple ou vineux, des essences, des fruits, etc., pour l'aromatiser : on compose ainsi des liqueurs de dessert fort agréables.

On désigne sous le nom de *miel de dattes* une
liqueur sirupeuse fort agréable, qui a les qualités
du miel et qui sort des dattes très mûres lorsqu'on
les soumet à la pression en masse : on le garde
dans des lieux frais pour le manger en guise de
confitures, l'employer à former des sorbets ou
autres boissons analogues, etc.

On connaît sous le nom de *miellat* ou *manne*,

une excrétion sucrée de certains arbres d'Asie, de la Perse, du Liban, etc., qui sert à la table de ces peuples, car elle ne purge pas comme la manne du Frêne récoltée en Calabre, elle a plutôt de l'analogie avec le suc de l'érable à sucre, arbre originaire du Canada.

On retire de l'*Erable à sucre* et même des sycomores communs une sève sucrée qui, d'abord limpide, peut servir de boisson ; elle est saine et diurétique et n'incommode pas, même le corps étant en sueur. On l'évapore au moyen du feu, et on en tire des pains ou tablettes d'un sucre roux et presque transparent. — Au Canada on l'emploie comme succédané du sucre de cannes. Mais comme étant raffiné, il ne diffère pas de celui-ci, les falsificateurs le mélangent parfois avec, et c'est encore une adultération ; car dans toutes ces manipulations et mélanges la qualité des deux produits se perd.

Cet arbre est cultivé en France depuis plus d'une centaine d'années.

Enfin les Turcs utilisent comme production saccharine, certains nids d'insectes de la grosseur d'un œuf de pigeon ou plus, notamment celui du *Tréhala* fait avec une exsudation de l'animal (1) qui a un goût suave et fortement sucré et qui sert dans des pâtisseries, des sorbets, etc.

§ 5.

Le **vinaigre** est un des condiments les plus utiles, il est employé partout. — Autrefois, quand il était fait généralement dans les familles, où beaucoup d'entre nous ont pu voir encore le petit

(1) *Tréhala* est le nom usuel et populaire de ce produit sacré ; l'insecte qui le fournit est un coléoptère appelé *Larix subrugueux* (Chevrolat) ou *Nidificans* (Guibourt).

tonneau, source de cet indispensable ingrédient, suspendu dans la grande cheminée, il était partout de bonne qualité ; mais aujourd'hui que, grâce à ce qu'on est convenu d'appeler le « progrès » l'industrialisme s'en est arrogé la fabrication — ce produit a subi la loi commune d'adultération : sous prétexte de « force » la chimie mercantile lui a *retiré sa douceur*, son bon goût d'autrefois : elle en a fait, la plupart du temps, un produit d'une acidité repoussante, qui ronge les dents, les muqueuses, et attaque l'estomac comme un vitriol. — Un livre de cuisine végétarienne anglaise (1) en préconise un, fait avec de *l'acide acétique cristallisé :* un analogue de l'acide sulfurique le plus fort, mêlé avec un peu d'eau : mais c'est méconnaître les analyses des meilleurs vinaigres, que la chimie elle-même nous démontre clairement ne pas contenir uniquement de l'acide acétique et de l'eau, mais encore des substances sapides, aromatiques, des extractifs, des astringents, etc., etc. ; en un mot, tous les éléments des liquides *naturels* d'où ils sont tirés et où l'alcool est simplement remplacé par de l'acide acétique.

En effet, le vinaigre est, normalement, le résultat de la fermentation acide des liqueurs sucrées, par transformation de l'alcool : on emploie pour le faire, selon les pays, le vin, le cidre, la bière, l'hydromel ; et toutes les boissons en général qui ont contenu du sucre sont aptes à la fermentation acétique après la fermentation alcoolique.

C'est un condiment des plus employés, il rend les aliments plus tendres, plus digestifs, couvre leur froideur et en relève le goût. — Mais l'abus des substances vinaigrées détermine toujours de graves accidents, surtout en l'état actuel des choses. Autrefois le vinaigre avait la réputation de

(1) Voy. chap. I page 17.

faire cesser l'obésité — il est possible qu'il ait réussi, mais aujourd'hui, on s'exposerait à des irritations intenses qui pourraient aller jusqu'à la perforation, avec la plupart des vinaigres vitrioliques du commerce.

Par contre, le bon vinaigre naturel de pommes, de raisin, de mûres, etc., étendu d'eau jusqu'à ne conserver plus qu'une légère acidité, forme une boisson très rafraîchissante, diaphorétique, etc., excellente en été — c'est la *posca* du soldat romain appelée aussi *oxycrat*.

Le vinaigre sert dans la médecine : en boissons, en lavements, principalement dans les affections bilieuses, putrides, scorbutiques, il est utile dans les pertes de sang, etc. Pur, il est usité comme révulsif en frictions, fomentations, bains de pieds, etc. Il tue par sa vapeur la plupart des *microbes* de l'air, aussi sa réputation contre les miasmes délétères est bien établie : — de là l'usage populaire d'en jeter sur une pelle rougie pour les combattre : mais il faut renouveler souvent cette application.

Ce liquide est un agent précieux de conservation pour les substances végétales et même les animales : la médecine en compose, avec des herbes diverses, de nombreux et fort utiles médicaments.

Comme toujours et partout, si l'on veut échapper aux toxiques des marchands, il faut faire soi-même. On se trouvera fort bien de revenir au procédé de nos pères, si simple et en même temps si économique, que voici ?

Ayez un petit baril dans lequel vous mettrez du cidre, du vin ou de la bière, etc. : alors que, parvenus vers la fin du tonneau, ils ont contracté le goût de l'acide ; ou simplement du bon vinaigre dont vous connaissez la provenance : quand vous en avez tiré quelques litres, remplacez-les par quantité pareille de ces boissons non falsifiées et bien claires. — Bouchez alors simplement le baril avec du papier ou un linge posés à plat sur la bonde et conservez-le dans un lieu de température assez élevée, 18° ou 20°, au moins. — La cheminée de nos pères était un excellent endroit. Chaque fois que vous tirerez du liquide, versez-y un volume égal de la *même* boisson — et vous aurez ainsi chez vous le réservoir d'un vinaigre qui aura toutes ses qualités.

On fabrique, dans le Midi, du *vinaigre de mûres* par le procédé suivant, qui est à peu près identique à la fabrication du vin. — Lorsque les fruits du *mûrier noir* ou *blanc* sont parvenus à maturité, on les recueille et les met dans un tonneau où on les foule le plus possible : la fermentation vineuse s'établit. Quand elle est arrivée à son point, on tire la liqueur du tonneau et on la mêle avec celle qu'on exprime par pression du marc restant : cette liqueur est alors douce et pourrait servir à la boisson, mais bientôt elle s'aigrit et se transforme en un excellent vinaigre, que l'on met en bouteilles ou que l'on traite comme à l'ordinaire.

On peut ainsi en fabriquer avec des cormes, des cornouilles, des sorbes, etc., etc., et généralement avec tous les fruits dont le jus contient du sucre et par suite de l'alcool (1).

Le jus de citron étendu, que quelques Végétariens emploient pour remplacer le vinaigre adultéré dont ils ont été victimes, n'a aucune des qualités de celui qui est « légitime » : il s'attaque aux dents, car l'acide citrique est fort corrosif et je ne saurais en préconiser l'usage.

C'est une erreur de craindre les fermentations et les liquides fermentés, les microbes qui la pro-

(1) Voy. le chap. VIII. *Passim*.

duisent sont absolument inoffensifs pour l'homme : une expérience séculaire le prouve surabondamment, et d'ailleurs ils sont tous emportés dans le marc. Tous les accidents qu'on leur attribue sont certainement le fait de la falsification et de l'adultération des produits comestibles et des boissons, que la chimie mercantile a traités souvent par des moyens et des drogues les plus hétéroclites. — Voir à ce sujet les *dictionnaires* de falsification publiés par des savants autorisés.

§ 6.

Les autres condiments sont plutôt des *assaisonnements*, — ils sont, généralement, dépourvus de qualités nutritives. Le suc de *citron* a des propriétés astringentes ; le *thym*, le *basilic*, la *sariette*, le *laurier* sont aromatiques et excitants. La *sauge* était autrefois fort employée pour faire digérer la forte nourriture du moyen âge. On disait même proverbialement (école de Salerne) :

Cur moriatur homo, cui salvia crescit in horto ?
L'homme ne meurt pas s'il a de la sauge dans son jardin.

Ce qu'on appelle les *fines-herbes*, tel que le persil, estragon, échalottes, etc., est d'un usage moins incendiaire que les premiers. Le *cerfeuil* est très stomachique et utile dans les soupes et les potages qui le comportent. Il est souvent confondu avec une plante très vénéneuse : « la petite ciguë.» On la reconnaît à ses feuilles d'un *vert plus foncé et à son odeur vireuse*, etc.

L'*ail* est appelé la « thériaque des paysans » et il faut bien croire qu'il leur rend des services, et qu'il leur est utile, — car un morceau de pain, frotté d'une gousse d'ail est bien souvent, dans le Midi, le repas d'un travailleur des champs : le grand air atténue, du reste, les inconvénients de l'haleine odorante qu'il leur cause (1). Il a la réputation d'être alexipharmaque de s'opposer aux virus) si il tue les *microbes* de l'air qui s'introduiraient dans les poumons. Il s'employait dans l'ancienne médecine comme sudorifique, contre les morsures des serpents, contre l'hydropisie comme diurétique, pour chasser les vers de l'intestin, etc. : la « soupe à l'ail » est employée couramment dans le Midi à cet usage — et la faveur qu'il obtient dans la thérapeutique usuelle populaire est une tradition des anciens médecins, qui recommandaient aux personnes qui soignent des malades atteints de maladies contagieuses, de se frictionner mains et corps entier, avec du vinaigre dans lequel on a fait infuser des gousses d'ail.

L'*oignon* partage avec l'ail et dans les mêmes conditions la faveur du populaire.— Les ménagères aussi l'apprécient. « Pas de cuisine sans oignon » est un dicton culinaire. Il sert d'assaisonnement et il peut composer à lui seul des potages, des plats, etc. (Voy. chap. V). Dans l'antiquité, c'était bien mieux :

Porrum et cepe nefas violare et frangere morsu.
L'Oignon et le Poireau sont sacrés (en Egypte).

dit Juvénal dans la Satire 15. — Le polythéisme dépend du point de vue où on se place...

L'oignon a quelques usages en médecine, il est apéritif, diurétique, incisif. Employé extérieurement, il est maturatif ; une application d'oignon chaud fait quelquefois aboutir vite un abcès, un furoncle.

L'*échalotte* est une sorte d'ail moins forte. La *ciboule* et la *civette*, s'emploient surtout : les feuilles hachées menues. Leur arôme est plus délicat,

(1) Les anciennes pharmacopées recommandent pour faire passer cette odeur, de mâcher un peu de rüe ou de zédoaire.

surtout dans les omelettes — que celui de l'oignon.

La **capre**, c'est le bouton à fleur du caprier, arbre du Midi de la France, confit dans du vinaigre où on le jette sitôt cueilli. Ce condiment excite l'appétit, a aussi des propriétés rafraîchissantes. Dans le Nord, on emploie comme succédané des boutons de fleur de capucine ou des fruits verts d'épine-vinette. Les capres de toute nature s'associent bien à la sauce blanche dont elles relèvent le goût un peu fade.

Le **cornichon** est le fruit tout jeune du concombre, il se confit dans du bon vinaigre. On y ajoute aussi de jeunes oranges, des petits oignons, des spathes de maïs à peines formés, etc. Ces ingrédients s'emploient, en petite quantité, dans les mêmes cas que les capres. Il ne faut pas s'attacher à la couleur, qui est d'un vert sale quand ils sont préparés, et bien se garder d'y mettre des sous de cuivre pour y remédier, comme on dit que font certaines personnes. Il faut, sitôt cueillis, les saupoudrer de sel pour les faire dégorger : au bout de vingt-quatre heures, on les essuie et on les met simplement dans le vinaigre : c'est le procédé le plus économique et le moins compliqué.

Les **olives** sont cueillies, étant encore vertes, mises dans une eau alcaline de cendres pour enlever le goût d'amertume, puis lavées à grande eau à plusieurs reprises, puis enfin macérées dans la saumure. Outre leur emploi comme condiment, on en fait aussi un ragoût avec du beurre, fines-herbes, sauce blanche, cuit à l'ordinaire à petit-feu. Bien que l'on mange directement en Italie certaines espèces d'olives, leur usage principal c'est de produire de l'huile. Aussi Columelle a dit (1) :

Olea prima omnium arborum est.
L'Olivier, c'est le roi des arbres.

(1) Columelle. *De re Rustica*, liv. 5, chap. 7.

CHAPITRE X

Boissons diverses. Eau, Vins de Raisins, de Pommes, de Poires. Bières d'orge et autres.

§ 1.

L'Eau. — C'est, on le conçoit sans peine, la boisson naturelle de l'homme, qu'elle soit absorbée en nature ou en combinaison. Mais le premier état, s'il est admissible dans les campagnes ou encore chez le sauvage, perd de sa possibilité d'être dans les immenses agglomérations, fruit de la civilisation trop rafinée d'aujourd'hui. Cependant quand l'homme peut ne boire pas autre chose que l'eau, il est fort, robuste, longève, car il ne perd pas sa santé dans l'alcoolisme. Celui, par contre, qui voudrait, à Paris, par exemple, continuer ses habitudes de tempérance aquatique ou s'y adonner quittant les autres, se tromperait étrangement : il ne tarderait pas à en recueillir les fruits malsains : l'anémie, la chlorose et tout le cortège des maladies déprimantes.

C'est qu'il n'y a pas, dans les sources de l'eau à Paris, *une seule* dans laquelle le microscope ne décèle la présence de nombreux infusoires, microbes, bactéries, anguillules, etc., etc. lesquels, avec ceux que l'air y contient, ont, sur ceux qui les absorbent, des propriétés anémigènes (1).

(1) Voir le chapitre XI, § 1.

Une fort intéressante thèse de pharmacie que nous avons déjà eu l'occasion de citer (1) met bien en évidence ce fait, trop oublié des apologistes inconscients des grandes villes, mais il a grande chance d'être oublié, comme tant d'autres, malgré l'honorable analyse que M. Louis Figuier donne de cette thèse dans l' « *Année scientifique* » de 1883. A toutes les causes qui attaquent, là comme ailleurs, la santé de l'homme assez malheureux pour ne pouvoir pas produire lui-même ses aliments et ses boissons, se joint l'hostilité implacable de tous ces *microbes*, de ces ennemis invisibles qu'il produit lui-même par son entassement et par toutes les conditions défavorables qui en résultent malgré toutes les mesures prises. Aussi la vie normale de 150 ans (2) s'y trouve singulièrement abrégée : car il faut payer les transgressions aux lois de la nature ; les générations s'y éteignent généralement, suivant une remarque déjà ancienne, au bout de deux ou trois renouvellements ; et, si la province ne venait continuellement les repeupler, elles disparaîtraient bientôt, faute d'habitants.

L'eau de la Seine, sur tous les points, grouille d'infusoires : cela se comprend si l'on réfléchit à toutes les causes qui la polluent (3) ; il en est de même de celle de l'Ourcq (4) et autres semblables. Mais celles qui viennent à grands frais, de loin, par canal couvert, la Vanne, la Dhuis, etc., en contiennent encore ; et même l'eau des puits artésiens de Passy et de Grenelle, profonds de 600 mètres, en décèle au microscope (5) !

Assurément ces *microbes* ne viennent pas des

____

(1) Note de la page 130.
(2) Voyez chapitre VI, § 1.
(3) Thèse Neuville, planches III, IV, V, VI et VII.
(4) Thèse Neuville, planche VIII.
(5) Thèse Neuville, planches XIII et XIV.

profondeurs du sol. — Mais malgré l'abondance continuelle de l'eau qui sourd, l'air en est tellement saturé, qu'elle s'en charge constamment : de sorte qu'on peut dire qu'il est *impossible*, à Paris, de puiser un seul verre d'eau vraiment potable.... La « capitale du monde », si fière de toutes ses richesses intellectuelles et autres, est placée, sous ce rapport, au-dessous de la dernière bourgade de France au pied des montagnes. Et on conçoit qu'il est fatal que, par la force des choses, il n'en puisse être autrement.

Quiconque veut être sûr, dans ces conditions, de se servir d'eau à peu près sans *microbes*, doit imiter les Chinois : la faire bouillir avec une minime quantité de thé ou d'autre substance analogue : ceux-ci, par cet artifice, arrivent à neutraliser l'action des infusoires de leurs rivières et marécages.

Certaines personnes n'emploient que de l'eau *distillée* pour tous les usages culinaires, c'est assurément une utile précaution, mais s'ils ne se mettent pas en garde contre les *microbes* de l'air, s'ils laissent débouché le vase qui la contient, ou s'ils la gardent trop longtemps sans être renouvelée, etc., elle ne tarde pas à s'en charger et, si on l'abandonnait ainsi à l'air libre, elle deviendrait bientôt aussi mauvaise que celle de la Seine, laquelle pourtant est une eau courante qui se renouvelle constamment : et cela donne la mesure de l'incroyable intensité de cette source de viciation de l'atmosphère et des eaux.

Pour moi, je donnerais la préférence au procédé chinois, car l'eau distillée ne contient pas d'air, gaz, que les savants se sont accordés à reconnaître utile à sa bonne qualité : c'est de l'eau chimiquement pure, et pas même chargée de cette minime quantité de sels qui lui donne sa sapidité : de l'iode, à l'absence duquel dans les eaux des glaciers, un savant genevois attribue le goître des crétins du Valais, etc. Or, elle ne peut à Paris, s'aérer sans admettre en même temps la plupart des *microbes* ambiants qui, par leur petitesse, passent à travers des filtres à air, à moins d'appareils forts compliqués.

La petite quantité de thé que l'on met, en Chine, dans l'eau qui bout, a certainement pour but empirique d'abord d'empoisonner les microbes, puis de remédier à l'absence d'air. Assurément ce *modus vivendi* ne donne pas une eau comparable à celle d'une bonne source, mais au moins, c'est tout ce que l'on peut faire de mieux dans l'atmosphère microbique du « grand marais humain » : Paris ; et ailleurs où l'air et l'eau ont des propriétés analogues.

§ 2.

L'*eau de source* doit être limpide, c'est évident, mais la limpidité peut cacher des sels nuisibles qui sont dissous : c'est ainsi que celles des terrains calcaires en contiennent une notable proportion, laquelle se précipite au moment de l'ébullition et que celle-ci est fort utile pour l'en débarrasser. Ce calcaire forme aussi, avec les principes des plantes et légumes, des composés insolubles qui restent dans la masse et les empêchent de cuire. Il en est de même du savon, qui ne se dissout pas et se précipite en grumelots, dans une eau qui contient du carbonate de chaux. Celle-ci ne doit, non plus, pas être bue avant ébullition et séparation du calcaire : elle ne se digérerait pas ou donnerait la pierre, ferait carier les dents, etc.

L'eau ne doit pas être fade, avoir une odeur ou un goût mauvais ; s'ils sont dûs à des gaz de la vase, il faudrait la filtrer sur du charbon avant de s'en servir. Il faut qu'elle soit sapide, agréable au goût, car la nature a doué l'homme d'organes d'analyse sommaire qui, quand il ne les a pas dévoyés par l'abus des excitants, du tabac, etc., lui rendent les mêmes services que des appareils de chimie. Cette sapidité est due à de minimes quantités de sels que doit contenir une eau potable et bonne aux usages culinaires, et qui n'existent pas dans les eaux distillées (1).

Les *eaux minérales* sont souvent des médicaments naturels dont il ne faut user qu'en cas de besoin, mais la plupart du temps elles contiennent du fer, lequel est, dans bien des cas, utile à la santé quand sa proportion n'est pas trop grande, ce qui la retirerait de l'usage habituel pour la mettre dans cette première catégorie.

Je dois protester ici contre l'engouement qui porte beaucoup de gens des villes à faire leur ordinaire d'eaux alcalines telles que celles de Saint-Galmier, Vichy, etc., etc. Il n'est jamais indifférent pour l'estomac d'y introduire continuellement des alcalins, des bicarbonates de soude, de chaux, etc., qui minéralisent ces eaux. Le professeur docteur Trousseau a, depuis longtemps, signalé les accidents dus à la *cachexie alcaline*, résultat de leur abus, mais ça été inutile. Une mode, née des annonces inconsidérées que, dans un intérêt mercantile, ont mis partout les marchands d'eaux minérales, a été la plus forte, et ces accidents sont venus se joindre à l'innombrable armée de ceux qui battent en brèche la santé publique.

L'*eau de seltz* naturelle a quelques vertus antispasmodiques et reconstituantes, mais l'artificielle n'en est qu'une contrefaçon qui peut, étant faite

(1) Voyez le § précédent.

avec une mauvaise eau, avoir des propriétés délétères. Ici comme partout, l'usage modéré est quelquefois utile, l'abus est toujours nuisible et plus pernicieux encore.

Les meilleures de toutes les eaux naturelles et non minéralisées sont celles qui filtrent des roches granitiques et quartzeuses : ce sont, quand elles roulent sur un pareil fond, les plus légères, plus limpides, plus saines et moins corruptibles de toutes.

L'eau qui sort de terre n'est pas toujours la plus salubre au moment de son émergence : il faut encore qu'elle ait roulé quelque temps dans une atmosphère pure et sur un lit approprié pour s'aérer et devenir meilleure. Elle acquiert de mauvaises qualités quand elle vient des terrains volcanisés ou schisteux ou des minières ; quand sur son parcours elle est ralentie par des usines, des bâtardeaux, des moulins, quand elle donne naissance à beaucoup de plantes, herbes ou roseaux, qu'elle se forme en étangs, quand elle reçoit quantité de feuilles d'arbres, quand elle passe dans des prairies tourbeuses où elle se charge de débris organiques, quand on y a fait rouir du chanvre, etc., etc.

L'eau de pluie qui, recueillie dans des citernes sert aux populations isolées dans des îles (Venise, mont Saint-Michel, etc.), ou qui n'ont pas de sources potables, est excellente pour cuire les légumes, pour le savonnage, etc., mais elle ressemble à l'eau distillée et ne contient pas d'autre sel qu'un peu parfois d'azotate d'ammoniaque formé dans l'atmosphère pendant les orages. Elle n'a toutes ses propriétés que récente ; plus vieille, elle peut être sujette à la fermentation putride par les dépôts provenant de l'air, des toits, etc., pour peu qu'on n'entretienne pas la citerne dans un grand état de propreté, car l'eau qui stagne est vite polluée, surtout en été ; pour remédier à cet inconvénient, on en garnit le fond de sable fin ou mieux de charbon destiné à jouer le rôle d'antiputride.

Tous les médecins, depuis Hippocrate, qui avait traité ce sujet important (1), conseillent de choisir pour boisson les eaux de grande rivière, parce que le mouvement et l'aération détruisent généralement les substances délétères ou salines qu'elles peuvent contenir en excès. Mais ce phénomène, quoique parfaitement exact, a cependant des limites : aujourd'hui surtout que les usines, ou les autres causes, contaminent bien davantage qu'autrefois les eaux des fleuves et des rivières, cette proposition perd de sa vérité.

Il n'y a pas encore cent ans que les eaux de la Seine étaient réputées des plus salubres, non seulement à l'entrée, mais après la sortie de Paris. Or, à l'heure présente, et par la dernière analyse de la remarquable thèse que nous avons citée, on peut constater dans quel état elles sont au *Port à l'Anglais*, à près d'une lieue des fortifications, et en amont (2) : la quantité d'infusoires est déjà considérable, peu différente de celle de l'intérieur de Paris, et cette eau ne pourrait, évidemment, servir à la boisson habituelle sans danger.

C'est que, jusqu'à présent, on se contentait de chercher, à l'aide des décompositions de la chimie, les sels ou les gaz que peut contenir une eau, et qu'on n'avait pas l'idée de l'examiner préalablement pour y voir ces organismes microscopiques et si délétères que Feu Pasteur a eu l'honneur de découvrir et de mettre en évidence.

(1) *Traité de l'air et des eaux* .— Un vol. dans la traduction de Littré en 8 vol. Paris, 1839-1850.
(2) Thèse Neuville, planche III.

§ 3.

Quelque boisson que l'on consomme, les substances adventices n'en forment qu'une partie peu considérable : c'est l'eau qui constitue, toujours, la plus grande partie, elle a, du reste, dans les éléments du corps humain, une grande importance, et joue le premier rôle dans l'économie animale.

C'est sa pureté, ce sont ses qualités qui font réussir la fabrication des boissons, de la bière, de l'hydromel, etc., et les fruits, quand ils sont frais, offrent à l'estomac l'agrément de la fournir pure et sans propriétés délétères (1).

La boisson doit être froide, sauf quelques cas rares et pathologiques, l'eau froide ou glacée en été, flatte le palais, apaise la soif, aide à la digestion en remontant les forces de l'estomac par une opération naturelle qui vaut mieux pour la santé que l'usage des excitants, alcooliques ou autres.

L'au chaude, au contraire, relâche les viscères et cause des accidents: chez les Anglais qui abusent du thé, par exemple. L'eau tiède est nauséeuse, et peut, dans beaucoup de cas, remplacer les émétiques auxquels elle sert d'ailleurs de véhicule en médecine.

On trouvera bien, dans les conduits d'une eau que l'on veut amener de sa source à travers les terres, de n'employer que la terre cuite ou la pierre dure et le ciment. Les Romains, à l'aqueduc du Pont du Gard et ailleurs, ont revêtu les parois de mortier du canal d'une mince couche

(1) Voy. chap. VIII, § 1.

d'un ciment ou peinture rouge de composition inconnue. Cette précaution est utile, car on a souvent eu à combattre des accidents causés par des sels de plomb, de cuivre, etc., et dûs à des eaux qui attaquent les parois de leurs conduits formés de ces substances.

Ce serait une erreur de s'en fier aux filtres pour avoir de l'eau potable. Ceux-ci peuvent bien retenir la partie grossière des impuretés de l'eau ou les insectes aquatiques, mais les infusoires, les *microbes*, grâce à leur petitesse, passent à travers l'obstacle et se rencontrent en presque aussi grande quantité de l'autre côté du filtre.

Celui-ci, du reste, passe, dans les pays où on peut boire l'eau des fleuves, pour nuire à la sapidité et à la qualité. En Egypte, où l'eau du Nil est la seule boisson possible dans un pays sablonneux et sans sources, les gens riches, bien qu'ils aient, dans leurs jarres de terre, des filtres aussi bons que ceux de nos pierres poreuses, ne s'en servent pas et boivent l'eau simplement reposée, ou le gros limon précipité.

Comme buveurs d'eau habituels, leur palais est tellement exercé, qu'ils ont reconnu qu'elle s'altère par la filtration, et qu'elle perd en saveur ce qu'elle gagne en transparence. Même chez nous, ceux qui ont l'habitude de boire de l'eau ont le goût fort délicat : il existe des gens doués d'un sentiment exquis pour distinguer les eaux entre elles, pour savoir si elles proviennent de rivière ou de puits, si elles roulaient sur du gravier ou du limon, de quels terrains elles sont issues, etc. : car les sens prennent toute leur acuité quand ils ne sont pas paralysés par le tabac, l'alcool ou les excitants.

La dégustation n'est cependant pas toujours un moyen sûr de juger de la qualité de l'eau ; voici, en dehors des analyses de la chimie, quelques remarques empiriques sur les propriétés d'une bonne eau potable, c'est (1) :

1° D'être claire, limpide, de n'avoir aucun corps ni substance qui en troublent la transparence.

2° D'être sans odeur ni couleur, d'offrir une saveur vive, fraîche, pénétrante, et d'offrir une certaine douceur sous le doigt.

3° De bouillir aisément sans se troubler, ni déposer des corps étrangers.

4° D'effectuer rapidement la cuisson des légumes, des herbes et des fruits.

5° De s'échauffer, de se refroidir, et de se geler promptement.

6° De bien dissoudre le savon, et de laver parfaitement le linge.

7° De ne point gâter les dents, ni fatiguer l'estomac ou resserrer le ventre.

8° De dégager beaucoup de bulles d'air, étant agitée dans une bouteille ou exposée sous la machine pneumatique.

9° D'extraire avec facilité l'arome, le goût et la saveur des végétaux traités à l'instar des boissons théiformes.

10° D'être propre à préparer, sans altération de goût, des boissons avec les pommes, poires, raisins ou fruits quelconques.

11° Enfin, de ne présenter, sous le microscope, aucun infusoire, vibrion, anguillule, bactérie ou *microbe* quelconque, adventice ou d'origine.

Si l'on peut se procurer une eau qui réunisse toutes ces qualités, et l'expérience prouve que la chose n'est pas de si grande difficulté, on pourra abandonner toutes les autres boissons et prendre celle-là sans crainte de nuire en rien à sa santé, car on augmentera, au contraire, par elle, sa for-

(1) Tiré du *Dictionnaire d'hist. naturelle* en 36 vol. 1818. Ouvrage encore estimé : qui résume la science ancienne et contient beaucoup d'excellents renseignements.

ce et sa vigueur ; mais je ne conseillerais pas de le faire aux Parisiens, par exemple, ou aux personnes placées dans des circonstances analogues : le résultat serait trop différent...

§ 4.

Un Végétarien boit peu : les excitants et le créophagisme provoquent à l'absorption de beaucoup de boissons. Néanmoins on ne peut pas toujours, et partout, avoir de l'eau irréprochable, et, en dehors des fruits qui peuvent apaiser la soif, on a quelquefois besoin de boire quelques gorgées d'un liquide salutaire. C'est pourquoi il faut en parler dans ce livre.

Une des meilleures boissons que l'on puisse absorber, qui désaltère parfaitement, en même temps qu'il nourrit, c'est le *lait de beurre*. — Nous avons déjà vu (1) que les montagnards en font un grand usage. Mais il ne peut guère se conserver plus de vingt-quatre heures sans s'aigrir, surtout en été. — Il se consomme partout sur place, dans les fermes ou les laiteries (2). Celui provenant des appareils danois, ou à rotation centrifuge est meilleur, parce qu'ils permettent d'employer le lait de suite, et sans attendre qu'il s'écrème naturellement. Quand il a fermenté, il fait la base du *koumiss* ou bière tartare.

(1) Chap. III, § 3.
(2) Dans le nord de la France, on l'associe au pain et on mange le tout froid sous le nom de *soupe au lait de beurre*. On comprend qu'il rende vigoureux si on réfléchit que la partie la plus substantielle du lait, c'est le fromage, lequel est conservé tout entier ; et que le fromage, c'est un des réconfortants les meilleurs qui soient, et des plus azotés. C'est aussi un excellent aliment-boisson pour les diabétiques, on a déjà vu qu'en Angleterre le docteur Donckin obtient de grands succès en les traitant uniquement avec cette substance (Voy. page 148).

Le *petit-lait* peut aussi servir de boisson : — on a vu déjà qu'il a des propriétés dépuratives et diurétiques utilisées dans des établissements médicaux où on l'emploie concurremment avec le raisin.

Ces deux boissons apaisent bien plus la soif que les liqueurs sirupeuses ou alcooliques, surtout celles des marchands ; ce sont les meilleures dans les chaleurs estivales et même en tout temps, quand on peut les avoir fraîches et sans adultération.

Dans le même temps et même toute l'année, les infusions théiformes *froides* — de *menthe*, *de citronelle*, de *thé*, de *sauge*, etc., etc., légèrement sucrées ou non, sont fort à recommander. La dose est de 8 ou 10 grammes de la plante sèche, et 15 grammes quand elle est fraîche, pour un litre d'eau. Celle de *café*, sous le nom de « mazagran », fait partie de l'ordinaire du soldat d'Afrique et lui est très utile par ses qualités toniques et anti-putrides, c'est la *posca* moderne (1). On peut aussi employer l'écorce de *quinquina gris*, un gramme pour 3 litres d'eau, bouillie pendant une heure : on obtient ainsi une boisson qui, froide ou chaude, a des propriétés toniques remarquables, analogues à celles du vin qui a subi l'ébullition. Elle sont toutes des plus économiques.

Les **jus de pommes, poires, raisins** et autres fruits dont nous avons parlé au chapitre VIII, peuvent se boire frais et récemment fabriqués. — Mais malheureusement, on ne peut guère se les procurer que dans la saison et c'est pour avoir de la boisson toute l'année que l'on emploie la fermentation : — celle-ci les transforme, et, à la place du sucre, y introduit un excitant, terrible quand on en abuse : l'alcool.

Mais celui-ci, comme les autres poisons, quand

(1) Voy. chap IX, § 5, et un peu plus loin dans celui-ci.

il n'est absorbé que judicieusement et en petite
quantité ou dissous dans une grande quantité
d'eau, peut parfois être utile. D'ailleurs ceux qui
le craignent peuvent porter à l'ébullition le cidre,
le poiré, le vin qu'ils ont dans leurs caves, et de
cette façon ils le chasseront de leurs boissons. Le
même effet est obtenu en prenant soin de ne pas
les boire purs, mais étendus de beaucoup d'eau :
de la sorte, ils n'auront rien à craindre, et quand
ces boissons ne seront pas falsifiées par quelqu'un
des innombrables procédés qu'emploient les marchands, elles ne leur feront point de mal.

§ 5

C'est une chose que je suis forcé de répéter
souvent, parce qu'elle est véritable : qu'il n'est
pas d'autre moyen contre l'adultération que de
produire soi-même. Cela est encore plus vrai, si
possible, pour les boissons que pour les aliments.
Parmi celles que l'on peut préparer extempora-
nément, la plus ancienne, c'est la **posca** qui ser-
vait aux légions romaines et qui, sous tous les
climats, entretenait le soldat dans une santé et
une vigueur qui sont proverbiales.

La *posca* se préparait simplement en passant
de l'eau sur le marc de raisin aigri, ou en y
mélangeant un vingtième environ de vinaigre de
vin ou de toute autre liqueur fermentée. La Bible
en parle (1) comme de la boisson habituelle des
moissonneurs. Le vinaigre ne diffère de la boisson qui lui a donné naissance que parce que
celui-ci remplace l'alcool, et il n'en a pas moins
toutes les qualités de celle-ci. Mais il est absolu-

---

(1) Ruth. II, 14... Intinge Buccellam tuam in *aceto*, sedit ita-
que ad messorum latus..., etc., etc.

ment indispensable de l'employer légitime ; la plupart des vinaigres chimiques du commerce donneraient une boisson malsaine.

On préparera de même une **limonade** fort bonne et rafraîchissante en même temps que d'une tonicité utile pendant l'été, avec de l'eau simple, additionnée d'une quantité suffisante de jus de canne dans laquelle on aura mis tremper un citron coupé en tranches minces.

Certaines personnes y ajoutent la moitié d'un petit verre de bonne eau-de-vie, de rhum véritable ou de kirsch légitime par litre. Cette addition n'y fait pas grand mal suivant les goûts. — Mais on se trouve tout aussi bien à ne pas en mettre et la boisson n'en est pas moins succulente pour cela, surtout si elle est bien fraîche.

La simple *eau sucrée*, dans la proportion de 4 livres pour 45 litres : bouillie, puis additionnée de 2 tasses de levure de bière et qu'on laisse ensuite fermenter, puis qu'on met en bouteille en ayant soin d'y ajouter de nouveau 7 à 8 grammes de sucre par litre, forme une boisson mousseuse aussi bonne qu'une autre et naturelle.

(Buchofer-Lausanne).

Tout liquide, jus de fruits, lait, etc., etc., qui contient du sucre, soit naturel, soit ajouté, est propre à la fermentation, et par suite à la boisson : je n'en dirai pas davantage à ce propos, chacun peut en fabriquer soi-même d'après ces données.

§ 6

Les **Bières** sont un autre genre de boissons usitées dans les pays sans raisin, et qui ont aussi des qualités nutritives et bonnes pour la santé.

La bière excite les organes digestifs par son alcool, mais surtout par l'acide carbonique qu'elle dégage. Comme elle nourrit par l'orge qui y entre, elle est bonne aux valétudinaires et aux lymphathiques, mais il faut éviter celles qui sont trop capiteuses, mal préparées, additionnées de *noix vomique*, *d'acide picrique*, ou autre drogue que les falsificateurs d'aujourd'hui nous font avaler, ou trop chargées de levure : il faut qu'elle soit claire, légère et récente, son usage doit être modéré, si on veut qu'elle produise ses bons effets. Voici comment on peut chez soi la préparer.

Bière de Ménage, faites dessécher au four ou dans un poêle, 4 ou 5 kilogrammes d'avoine ou d'orge, et écrasez-les et versez dessus 25 litres d'eau à 80° ou 90°, laissez reposer trois heures, puis décantez. — Versez, sur le marc, 20 litres d'eau froide, tirez à clair comme précédemment ; mêlez les deux infusions avec 5 kilos de mélasse de canne délayée dans 30 litres d'eau tiède, ajoutez 1/2 livre de houblon et brassez. Mettez ensuite la levure et laissez fermenter : quinze jours après on pourra boire de la bière

On peut la préparer avec des racines de chiendent recueillies au printemps ou à la fin de l'automne : quand elles sont sèches, on les fait bouillir avec du houblon et de la cassonade, on ajoute la levure, etc., et on entonne.

Avec des sommités sèches de sapin noir bouillies, du sucre et de la levure, on fait aussi une boisson fermentée très saine : d'autres mettent les branches feuillues et les cônes dans la chaudière, y ajoutent un peu de froment, orge, maïs ou autre grain, etc. Cette bière, appelée *sapinette*, mousse comme l'autre et possède un arôme résineux fort agréable.

Le **kwass** des Russes est une bière préparée avec une bouillie de grains mélangés, additionnée de menthe, de raisins secs, de levure, etc., et fermentée. L'amidon des céréales fournit, dans toutes ces boissons, et par une double transformation, l'alcool que donne le sucre des fruits, dont la présence y maintient les principes sapides et nutritifs.

L'hydromel se prépare comme on l'a vu au chapitre IX, § 4. La dose pour le fermenté est du 1/3 en poids de miel, mais pour le simple, on peut en mettre moins, c'est une boisson fort saine et bien préférable aux vins hétéroclites que l'on répand aujourd'hui en tous lieux.

L'abus des liquides fermentés, surtout de ceux qui sont falsifiés, et maintenant ils sont «légion», est très nuisible à la santé; mais l'usage modéré et judicieux de ceux qui ne sont pas adultérés est utile là où on ne peut pas se procurer l'eau pure, la première boisson de l'homme.

CHAPITRE XI

DE L'AIR RESPIRABLE, DE LA LUMIÈRE ET DU SOLEIL.

§ 1.

On ne doit pas s'étonner de trouver dans un traité de la bonne alimentation, un tel chapitre (1). Car, comme la véritable hygiène est profondément ignorée de presque tous, et que les médecins ne sont guère consultés pour les plans des architectes ou de ceux qui se choisissent une habitation, ou en font bâtir pour les autres : il en résulte que non seulement nos cuisines (voy. le 1er chap.) mais encore des pièces où nous passons presque toute notre vie : nos chambres à coucher, nos cabinets, nos bureaux, nos ateliers, nos magasins, etc., ne renferment, la plupart du temps, qu'un air parfaitement impropre à entretenir la bonne santé. La chose est silencieusement, mais avec éloquence, prouvée par les innombrables maladies qui nous assiègent et réduisent notre vie normale d'une bonne moitié.

Qu'on ne s'y trompe pas, on est, cela a déjà été dit, mais ne saurait être répété trop souvent, *nourri* autant par ce que l'on digère que par ce que l'on respire, et même si on réfléchit que la fonction

(1) D'autant plus que chacun a pu expérimenter combien un repas fait en été dans l'air purifié d'un grand jardin de campagne est plus appétissant et plus digestif, bien que la cuisinière n'ait rien mis de plus dans ses casseroles ! Il ne suffit pas de bien manger, — il faut encore — « bien digérer »...

du poumon s'exerce en moyenne 3,000 fois par heure, 72,000 fois d'un jour à l'autre ; on est alors convaincu qu'elle doit être et est, par le fait, plus importante que celle de l'estomac.

En effet, si l'on peut rester et vivre sans manger pendant quarante jours ou plus (J.-Christ, docteur Tanner, etc.), on ne peut pas rester sans respirer plus de *cinq minutes*, tous les traités de physiologie en font foi.

C'est une vérité reconnue par toute la médecine antique, que l'air pur est la première des conditions de la santé et de la vie. Hippocrate qui l'appelle *Pabulum Vitæ*, nous a laissé un traité intitulé : *de l'air, de l'eau et des lieux*, où il lui donne, comme on voit, la place d'honneur et dont les prescriptions devraient bien être plus répandues de nos jours.

Au moyen âge, la noblesse, caste privilégiée, si robuste que les lourdes armes qui lui étaient familières font aujourd'hui l'étonnement de nos générations faibles et dégénérées, choisissait pour ses demeures les sommets élevés et balayés par les vents. Je sais qu'on pourrait dire que c'était pour des raisons stratégiques ; mais les motifs hygiéniques avaient bien aussi leur influence, et dans tous les cas, le résultat était une robusticité qui frappe, encore de nos jours, d'admiration tous ceux qui, dans les musées, vont constater la lourdeur des engins avec lesquels se battaient ces hommes de fer.

Les bourgeois et les artisans qui s'entassaient dans des villes fermées de murailles, au contraire, étaient décimés par des pestes, des épidémies meurtrières, conséquence forcée de la viciation de l'air résultant de cet entassement, et aussi d'une ignorance plus grande des lois de l'hygiène ; si de nos jours on ne voit plus de ces épidémies formidables de peste et de choléra, par

exemple, qui moissonnaient des populations entières, elles sont remplacées par de nombreuses
maladies, une décrépitude prématurée, la vieillesse moins fréquente, un état général d'anémie,
la mortalité et la faiblesse de plus en plus grande
des nourrissons qui sortent des villes, surtout des
grandes. Cet état de choses alarmant a la même
cause que les pestes du moyen âge, car on ne peut
pas admettre qu'un air qui est *trois millions* de
fois respiré, comme celui de Paris, par exemple,
soit dans des conditions normales pour la santé.

Un pareil air, en effet, contient des quantités
prodigieuses d'infusoires que j'appelle du nom
général d'*infusoires anémigènes;* ces microbes
appartiennent, d'après des découvertes récentes,
aux genres *bactérie* ou *vibrion, schyzomycète,*
etc., ils entrent dans les poumons et de là dans
le sang où ils exercent leur influence morbide.
Ces animalcules se dégagent surtout des grandes
réunions d'hommes. Une expérience très ancienne permet de les mettre en évidence, la voici :

« Que l'on prenne une carafe contenant de la
« glace et qu'on la suspende dans un lieu fermé
« où beaucoup d'hommes sont réunis, puis, que
« l'on recueille, dans un verre, l'eau de conden-
« sation qui en résultera, pendant un temps plus
« ou moins long. Cette eau, de couleur brunâtre,
« exhalera, le lendemain, une odeur repoussante. »
C'est qu'elle contiendra quantité de cadavres de
ces infusoires, provenant des émanations et de
la respiration de tous ces gens, et qu'elle repré-
sentera même très exactement l'état des poumons
de tous les assistants.

C'est une vraie substance toxique qu'il faut éli-
miner de l'organisme, et la santé ne se maintient
que parce que la force vitale lutte pour cette élimination. Mais elle n'en a pas moins produit son
effet délétère, qui se traduira par les troubles dont

on parlait tout à l'heure, et même, dans certains cas, par la *mort même :* il y en a des exemples historiques et fort connus.

Cette élimination nécessaire, qui se fait mieux à l'aide d'excitants, explique ce pourquoi des populations, végétariennes dans leur région, quittent instinctivement ce régime salutaire, pour s'adonner aux excitants quand elles habitent les grandes villes. Seulement cette transformation, faite sans mesure ni modération aucune, leur devient plus funeste même que cet empoisonnement, et elles ne tardent pas à en être punies, car elles contractent, à leur tour, toutes les maladies de la civilisation (1).

§ 2

Il résulte de là qu'un Végétarien, qui le peut, ne doit pas s'exposer à outrager et à violer, à chaque bouffée qu'il respire, à chaque bouchée qu'il mange, les lois fondamentales du Végétarisme par une sorte de *nécrophagie forcée*, et qu'il n'est guère possible de les suivre et d'en obtenir tous les résultats qu'on est en droit d'en attendre, dans de pareilles conditions.

Néanmoins, un Végétarisme intelligent et bien conduit est encore le meilleur prophylactique contre ces accidents inévitables, pour l'homme, qu'une raison quelconque force à vivre dans ce

(1) C'est cette absorption continuelle de *microbes*, ou leurs sécrétions dans l'air par les poumons, dans les liquides et aliments par l'estomac, qui rend celui-ci si sensible et si délicat chez les gens des villes, et les pousse à alambiquer de plus en plus leur cuisine ; on comprend que la force vitale, employée à lutter contre ces ennemis, doit faire défaut pour les actes de nutrition, il n'y a pas de meilleur *assaisonnément* ou digestif que l'air bien pur. Je l'ai déjà dit.

milieu. Car la nature ne nous laisse pas entièrement désarmés, et si on doit s'étonner d'une chose, c'est de voir à combien de conditions diverses elle peut se prêter, quoiqu'en protestant.

On se rend compte de l'état exact de l'air qu'on introduit dans ses poumons, en examinant, dans un rayon de soleil qui traverse une chambre rendue obscure. Ces innombrables corpuscules qui y sont en suspension, et qui, sous forme de poussière, se déposent sur tous les objets, et les recouvrent d'une couche épaisse, même dans les appartements fermés et inhabités. Ils se composent, pour grande partie, d'*infusoires anémigènes* et de leurs cadavres. On ne les observe pas sur les sommets élevés.

Il n'est pas jusqu'au papier blanc, qui, abandonné, et dans une grande ville, ne prenne, en quelques années, une teinte jaune et sale qu'on ne remarque pas dans les campagnes où l'air est pur. La pierre des monuments elle-même y devient, à la longue, entièrement noire et on est obligé de la nettoyer et de la gratter pour dissimuler aux yeux des étrangers. En un mot une foule de symptômes viennent avertir notre indifférence que là l'air est malsain, et cependant on n'en parle jamais, cette cause de maladie n'entre jamais dans les prévisions de ceux qui, pour un motif ou pour un autre, viennent y gâter leur vie, et quand quelque malheureux succombe avant, le temps, à cette funeste existence, on lit dans les journaux : « *Une maladie, que rien ne faisait prévoir est venue enlever, etc.* » Aveugles que nous sommes !!! tout au contraire, nous en avertissait !!

On donne à la maladie un nom quelconque. Mais sa cause *vraie* !!! Personne ne s'en inquiète ni la recherche, même la plupart du temps, les médecins et la science officielle...

§ 3.

Les hommes que leur état force à vivre dans des salles où l'air est confiné, et surtout au milieu de la ville ; les gens de bureaux, instituteurs, prédicateurs, avocats, professeurs, etc., sont les premières victimes de cette absorption malsaine. La présence dans le sang pendant une longue période de temps, de ces microbes, se traduit le plus souvent chez eux par une atonie, une *mort* de la peau qui en arrive à remplir mal ou pas du tout ses fonctions éliminatrices : ils deviennent frileux, car les réactions intimes qui produisent la chaleur vitale ne se font plus ou se font mal, etc. Quand la morbidité n'est pas trop avancée, on ranime la santé quelquefois par l'hydrothérapie, par l'exposition au soleil et à son action magnétique et vitale. Mais souvent l'ignorance hygiénique était telle, qu'il est trop tard quand on se décide à se soigner.

Faisons aussi remarquer que, ce qui fait le plus de mal, c'est l'action de parler à haute voix pendant un laps de temps souvent considérable dans une atmosphère microbique. Dans cet acte, les vésicules du poumon sont soumises, pour l'aménagement de la parole, à une compression de l'air analogue à celle que subissent les parois d'un soufflet. Cette compression force ces vésicules à absorber une plus grande quantité de l'air vicié que la pression normale ne leur en fournirait. C'est une sorte de tamisage des microbes de l'air, et qu'on juge de la qualité du sang après un pareil exercice !!! Il n'est pas douteux que ce soit à la présence de tous ces organismes microscopiques qu'il faille attribuer les faiblesses, les syncopes quelquefois, et les accidents morbides qu'on remarque chez les prédicateurs, professeurs et les orateurs après une séance où ils ont ainsi imbibé tout leur être, et par conséquent les centres nerveux, d'une quantité d'innombrables microbes (1).

Ces accidents jusqu'ici étaient connus des médecins, mais ils ne les attribuaient pas à la véritable cause ; quant aux patients, l'hygiène ne faisant pas partie de l'éducation, et quelle lacune ! ! ! ils ne les connaissaient pas, et leur prophylaxie était absolument négligée : de leur genèse, de leur existence même, il n'était jamais question....

Ces microbes sont de plusieurs natures. Certains contiennent et transmettent les germes de maladies virulentes, le choléra, la fièvre typhoïde, la fièvre intermittente, etc., ils s'attachent aux corps solides, vêtements, aliments, liquides autant et plus encore qu'ils ne sont transmis par l'air atmosphérique. Les uns sont tués par une température de 60° et certains résistent à 100°. Mais la plus grande part est morte à cette température, d'où la nécessité de faire passer à ce degré de chaleur les objets qui pourraient leur donner asile, et la coutume instinctive mais fort sage, des Chinois de faire bouillir l'eau mauvaise qu'ils boivent, avec un peu de thé (2), substance qui a aussi sur les microbes une vertu toxique. Quand elle est en petite quantité son usage habituel est inoffensif. La fumée du café et aussi toutes les autres, celle du bois, surtout du sapin, du genévrier, etc., a, pour l'air, cette même propriété. Et même c'est la seule utilité que l'on puisse reconnaître à celle

(1) Un professeur allemand prétend que la *lampe sans flamme* (une spirale de platine rougissant dans un courant de vapeur d'alcool) qui est connue depuis longtemps, a la propriété de brûler les microbes de l'air confiné des salles. Il en a toujours une à côté de lui quand il parle, et il exploite même cette découverte en vendant de ces lampes pour l'usage des prédicateurs, instituteurs, conférenciers, etc.

(2) Voir le chap. X, § 2.

du tabac, dont l'usage et l'abus sont d'ailleurs si pernicieux.

Les microbes morbigènes et typhiques sont tués par l'abondance d'oxygène, ils se développent au contraire et pullulent dans l'atmosphère qui en est dépourvue, on comprend maintenant pourquoi les salles non ventilées leur sont si favorables.

La morbidité développée par une grande réunion d'organismes humains dans un air confiné est telle, que, quelquefois, cette influence va jusqu'à la mort. On connaît l'histoire des cent prisonniers anglais enfermés dans l'Inde au milieu d'un caveau trop petit et sans soupirail : dans l'espace d'une nuit il en périt quatre-vingt-dix. D'autres exemples, même de nos jours, en sont encore rapportés par l'Histoire.

<h2 style="text-align:center">§ 4.</h2>

On l'a vu déjà, il faut que ce poison, d'origine animale, soit éliminé, et c'est une véritable bataille qu'il faut que livre le malheureux qui y est exposé. Mais, comme toutes les luttes, celle-ci épuise : de là, quand elle s'est répétée pendant de longues années, l'issue funeste quelquefois : quelquefois aussi victoire, mais alors : blessures, fatigues, épuisement, anémie....

On peut dire qu'en général cette lutte (1) nous fait perdre une bonne moitié de notre vie normale de 100 à 150 ans, — car il faut tout payer, et les forces que nous avons employées contre cet ennemi nous font défaut pour la conservation de

---

(1) A plus juste raison lui appliquerait-on le mot de « lutte pour la vie » *Strugh for life*, que les Anglais donnent à l'existence de l'homme.

l'organisme quand s'approche le déclin de l'existence. Tel qui résiste juqu'à 60 ou 70 ans : plus cassé alors et d'apparence plus cadavérique qu'un campagnard de 90 ou de 100 ans, eût, s'il était resté dans les conditions normales, fourni la carrière centenaire et au delà.

Un des moyens les plus efficaces contre l'envahissement ou la production des microbes, c'est la propreté de la peau, car on l'entretient ainsi constamment, pour ainsi dire, en haleine. Les anciens le savaient bien, eux qui avaient construit des thermes si beaux — ces établissements étaient d'autant plus utiles à Rome qu'elle était plus peuplée. Leur Végétarisme, leur pain de farine peu ou pas du tout blutée, seulement tamisée (1), contribuait encore à leur santé robuste, ainsi que leur *toge* ample et flottante qui laissait circuler librement le sang et ne ressemblait guère, en cela, aux vêtements étriqués, ridicules et anti-hygiéniques, qu'une mode singulière impose maintenant, on peut dire à presque toute l'Europe et l'Amérique, ou d'autres parties du monde.

On l'a déjà vu, la santé n'est pas le fait d'un seul facteur, tout y contribue, tout y est nécessaire : nourriture, air respiré, boissons, bains, vêtements, disposition d'esprit même. Ce serait une grande erreur que de faire bien seulement pour un d'eux et de négliger les autres.

Ainsi, par exemple, un des préceptes végétariens les plus efficaces, mais qui est peu connu, et par conséquent peu suivi, c'est celui de ne jamais coucher dans une chambre hermétiquement fermée, et de laisser accès, pendant toute la nuit, à l'air extérieur en ouvrant plus ou moins, selon les saisons, la fenêtre, mais en ayant soin

---

(1) Voyez ma brochure sur les *Pierres*, etc., déjà citée.

qu'il n'y ait pas de courant d'air qui porte sur le lit (1).

Il n'est personne qui n'ait été frappé du méphitisme que l'on sent, au matin, dans une chambre où quelqu'un a passé la nuit, quand on arrive du dehors, c'est-à-dire du grand air : c'est alors que les *microbes* s'y sont développés et font leurs ravages dans le sang des personnes qui y ont séjourné.

Les tapis que l'on tient en permanence, sous prétexte de propreté et de luxe, sur toute la surface de certains appartements, ont aussi, en tout temps, une influence délétère sur le poumon par les poussières qui s'y accumulent malgré les battages, et qui irritent cet organe par leur continuité, se répandant dans l'air des chambres par le mouvement des habitants. Beaucoup des bronchites et des affections pulmonaires de certaines personnes n'ont pas d'autre cause principale : sans compter les microbes et miasmes qui s'attachent, surtout à la laine, et qui ont aussi leur part dans le résultat.

Il va sans dire qu'un hygiéniste ne saurait approuver ni admirer, au point de vue de la santé, les chambres capitonnées et entièrement tendues d'étoffes, car comme les tapis, elles sont le réceptacle et la source de poussières morbides et on peut mettre sur la même ligne les deux arts du tapissier et du cuisinier, l'un par ses recherches culinaires, ses mets alambiqués et incendiaires,

---

(1) Un préjugé et une erreur populaire auxquels on se heurte presque toujours quand on fait cette utile recommandation, c'est la crainte de perdre la vue. Ce qui a donné lieu, ce sont quelques cas, rares du reste, d'amaurose, suite du passage continu d'un violent courant d'air froid sur la tête en sueur pendant la nuit. Mais autre chose est l'accès de l'air donné, dans la pièce de la façon que j'ai dite ou même en n'ouvrant la fenêtre que dans une pièce voisine, etc. Les meilleurs préceptes demandent à être appliqués avec intelligence pour réussir dans tous les cas.

s'attaquant à l'estomac, l'autre au poumon par ses tentures et son luxe anti-hygiénique.

La plupart du temps on s'attache à supprimer toute espèce d'accès à l'air vivifiant sous prétexte d'empêcher les courants d'air et la déperdition de chaleur, car un des effets de l'absorption des microbes dans le sang, c'est de paralyser ses fonctions, de rendre par conséquent frileux, susceptible aux intempéries, incapable de supporter le moindre froid (1) : de là le teint pâle des gens de la ville, symptôme visible d'anémie que, par une folie de la mode, on regardait, naguère, comme un signe de distinction!!! Tandis que l'on méprisait les couleurs de santé répandues sur les joues de ceux qui vivent dans un air pur. S'il fallait relever toutes les insanités que fait faire l'ignorance des lois hygiéniques, un gros volume n'y suffirait pas.

§ 5.

Un autre côté de la question, bien peu étudié, quoique fort curieux, c'est l'influence de l'atmosphère viciée sur le *moral* et le caractère de ceux qui vivent dans un air malsain. L'absorption continuelle des microbes produit un énervement, une aberration du sens moral bien remarquable. On comprend parfaitement qu'il en soit ainsi, quand on songe que le cerveau, qui est vivifié par le sang, doit fatalement s'en ressentir quand celui-ci est vicié et ne lui fournit pas les matériaux d'une bonne sanguification. Comme le sang est le grand réservoir où puisent aussi tous les autres organes, il est tout naturel que sa viciation ait, sur la vie, l'influence que l'on sait, et

(1) Voy. § 3.

qu'elle ne puisse durer son cours normal avec des organes insuffisamment vivifiés.

Il est remarquable que ce soit dans la cervelle des gens de ville que germent les théories, sociales ou autres, les plus insensées, que se brassent les émeutes, que se complotent les forfaits les plus affreux en même temps qu'on y trouve les savants et les intelligences les plus élevées. C'est que l'énervement ne va pas sans excitation, que la lutte contre les microbes surexcite et porte à leur paroxysme les qualités et les passions cachées dans les replis du cerveau : celle-ci fait l'effet du souffle sur un flambeau, il active la flamme, mais épuise rapidement la matière. Tandis que, dans l'air pur des montagnes, par exemple, l'homme est tout autre : porté aux affections douces, à la sérénité, à la justice, l'air est, comme la nourriture, un grand modificateur de l'être.

Je tire d'un excellent petit livre du professeur Raoux (1), de Lausanne, propagateur infatigable de toutes les idées justes et vraies, opuscule qui met bien en lumière la thèse du présent paragraphe (2), le chapitre suivant : lequel sous une forme humoristique nous dit de grandes vérités.

J'ai déjà eu occasion de parler des œuvres végétariennes de ce grand philanthrope.

(1) Le professeur Raoux est mort en 1892.
(2) Les *Cinq propretés* dans leurs rapports avec la santé et la moralité par le prof. Raoux. Montreux, 1883.
(3) Les idées développées dans ce chapitre ont, aujourd'hui plein cours en médecine, il y a 10 ans et plus que je les ai imprimées. Je ne veux pas m'en attribuer le mérite de la divulgation, mais constater seulement le fait, qui est patent.

CHAPITRE PREMIER

L'AIR

« La *malpropreté de l'air*, qui est la plus commune et la plus meurtrière, devrait être particulièrement signalée.

« L'air *chaud* et *pur* (1) est aujourd'hui d'une rareté déplorable, non seulement chez le pauvre où existe du moins le prétexte d'une économie de combustible, mais encore dans les maisons des classes les plus riches.

« Les propriétaires, les entrepreneurs et les architectes sont généralement sur ce point, d'une *ignorance hygiénique* qui ne laisse rien à désirer... Nos descendants ne calomnieront point la génération actuelle quand ils l'accuseront d'ineptie au sujet de cette condition capitale de la santé.

« Il n'est pas nécessaire d'avoir suivi un cours de chimie pour s'apercevoir que la pureté de l'air a été altérée par des gaz nuisibles, des émanations dangereuses, ou des putridités végétales ou animales. Les deux narines suffisent (2), et

(1) L'air *chaud* est recherché par les anémiés microbiques des villes, mais il n'en est pas moins vrai que l'air pur modérément froid et *sans humidité* est un tonique.

(2) Quand on ne les a pas paralysées par le narcotisme du tabac. Car il n'y a pas, dans ce te fumée, de poison que pour les *microbes* : il y en a encore pour la *sentinelle* vigilante que la nature a mis à l'entrée des poumons pour nous avertir de la présence, dans l'air qui y passe, des miasmes ou des gaz délétères, des microbes morbigènes, etc. Insensés que nous sommes ! qui tuons un organe tutélaire, et restons sans défense contre nos ennemis invisibles ! combien est vrai le mot de Flourens cité au chap. VI.

(Notes de l'auteur).

ceux qui ne prêtent aucune attention à leur témoignage s'exposent à payer cher cette inadvertance.

« On doit bien se persuader, en effet, que la malpropreté de l'air des appartements, et surtout des chambres à coucher, en présence des miasmes épidémiques, est comme l'amadou à côté de l'étincelle, la poudre à côté de la flamme. Car toutes les putréfactions se cherchent, s'appellent et se combinent avec une sorte de fureur, pour former de nouveaux êtres (microbes, microzoaires, etc., etc.), ou de nouvelles quintessences de poison.

« De là le caractère habituel de malignité que prennent les maladies dans un milieu atmosphérique saturé d'émanations animales ou végétales, d'acide carbonique expulsé des poumons, de fumée de tabac, ou de mauvais combustibles, etc.

« Laisser subsister ces foyers infectieux, ces odeurs repoussantes, cet air déjà à demi-empoisonné, dans les cuisines, dans les corridors, dans les lieux d'aisance, dans les ateliers, dans les écoles, dans les établissements publics, dans les appartements, et jusque dans les chambres à coucher, c'est courir au-devant d'une foule de maladies ; c'est leur ouvrir toutes les portes de son corps et leur donner presque infailliblement le caractère de malignité qui peut les rendre mortelles.

« Les lieux d'aisance obscurs, étroits, mal ventilables, sur des sacs ou des puits perdus, sans eau abondante, sans coupevent et sans appareils inodores, sont de vrais foyers de pestilence, des nids de fièvre typhoïde, de maladies et de contagions redoutables. La loi devrait protéger les citoyens contre cette coupable incurie des entrepreneurs et des architectes, car, si l'on ordonne des précautions contre les incendies, on devrait

aussi en imposer pour prévenir les *incendies morbides*, plus redoutables encore.

« Aérer, ventiler, purifier incessamment l'air
que l'on respire, c'est fermer à ces causes morbides leurs principales issues, et atténuer leur
poison, s'il pénètre dans le corps, en l'étendant
continuellement dans de nouvelles couches d'air
qui les neutralise. »

Voilà certes le langage d'un hygiéniste et d'un
savant éclairé, qui s'est donné la peine de réfléchir sur des questions essentiellement *vitales*, et
pourtant ignorées ou négligées du vulgaire : mais
la vérité est la même toujours, et il serait à désirer que la France eût, partout, ses « conseils d'hygiène et de salubrité » composés de savants comme le professeur Suisse, lequel n'est pourtant docteur qu'en philosophie, mais qui serait digne de
l'être aussi en médecine.

Ces conseils et le présent livre empruntent une
grande autorité à ce fait que le choléra, maladie
épidémique née, pour ainsi dire périodiquement,
de la malpropreté, qui se propage par elle et surtout dans les centres microbiques, menace de nouveau de faire de grands ravages en Europe.

Ce qui est connu sous la dénomination de « magnétisme des foules », cette mobilité, cet entraîne-
ment qui leur fait souvent faire des choses dont,
individuellement, chacun serait incapable, cette
sorte de solidarité a passé jusqu'à présent pour un
phénomène psychologique, mais je crois qu'il y a
autre chose : et que là aussi les microbes exhalés
et absorbés tour à tour par chacun excitant les cer-
veaux, y font germer instantanément la même idée.
L'influence du physique sur le moral n'est plus à
discuter, mais on ne lui accorde pas assez d'attention là où elle joue un rôle pourtant incontestable et même, selon moi, prépondérant.

Le docteur Fonssagrives, de Montpellier, auteur d' « *Entretiens sur l'hygiène* » a écrit ceci qui se rapporte à ma thèse :

« La propreté est, dans une certaine mesure, gardienne de la *pureté des mœurs,* elle conserve à la fois la *santé* et la sainteté : les souillures de l'ignorance ont plus d'une analogie avec celles de l'incurie corporelle. »

On le voit, toutes ces questions se tiennent l'une l'autre, les facteurs de la santé sont nombreux et il faut, pour avoir un bon résultat, les faire tous concourir au but ; car qui veut y parvenir doit surveiller et mettre en bonne voie tous les agents de ce premier des Biens.

§ 6.

La lumière, le soleil sont encore un facteur de la vie tellement important, qu'en leur absence, celle-ci ne pourrait se développer. La chaleur que le soleil envoie sur la terre est, bien certainement, le principe de tout le mouvement des êtres et de leur existence. Celle-ci, emmagasinée par la houille et le bois produit du soleil, ancien ou récent, sert à réchauffer nos foyers. Comment donc ces agents n'auraient-ils pas pouvoir de rétablir ce qu'ils ont créé : quand leur action a été dévoyée dans l'entassement des villes. — Là l'été, qui ailleurs est la saison de vie, d'épanouissement, — n'amène qu'une plus grande intensité des miasmes, et de là une viciation intolérable de l'atmosphère par la fermentation des égouts, des plombs et des eaux ménagères.

La nature a créé l'herbe et le feuillage pour purifier l'air. — Mais l'homme, pour un gain plus élevé, arrache les arbres des jardins, et les remplace par des rues et des maisons. — De sorte que la chaleur du soleil, au lieu d'y produire des effets salutaires, ne rencontrant que des toits, des

murs et des pavés, s'y réverbère, s'y multiplie et
ne fait qu'augmenter, dans des proportions formidables la production des microbes anémigènes et
des miasmes de toute sorte : ils sont bien à plain-
dre, les malheureux que le soin de leur existence
force à vivre dans un pareil milieu, ils sont con-
damnés à le payer par des infirmités — de corps
et d'esprit, par la vieillesse anticipée, par la mort
prématurée, cela est exprimé dans un vers bien
connu, de Juvénal :

> *Et propter vitam, vivendi perdere causas.*
> Pour vivre on perd sa vie ! ! !

Aussi, lorsque la température s'élève, dans ces
grandes agglomérations, un degré, qui dans l'air
des champs est parfaitement supportable, devient
là tout à fait impossible à tolérer, quand elle arrive à 25 ou 30°, on est gêné, au-dessus, à 40,50,
les infusoires prennent un tel développement, que
bien des gens succombent, car alors la force vitale ne peut plus vaincre l'ennemi microbique.

C'est là, on l'a déjà vu, la véritable « lutte pour
la vie » et c'est de cette façon que « l'homme
« se tue » suivant le mot profond de Flourens, que
nous avons déjà cité.

Par une espèce d'euphémie singulière et igno-
gnorante du public, quand il arrive à quelqu'un,
qui a, dans une salle trop peu ventilée, absorbé
trop de miasmes microbiques ; de se trouver mal,
de perdre connaissance, ou d'éprouver quelqu'autre accident morbide, on dit : « C'est la chaleur »
et souvent, le thermomètre n'a pas dépassé les
dégrés supportables. La chaleur, ici, n'a rien à
voir, c'est simplement un cas où s'applique le mot
déjà cité de Rousseau : « L'haleine de l'homme
« est funeste à son semblable », et la science mo-
« derne ajoute : « par les microbes dont elle est la
source. »

Si l'explication des phénomènes, si leur *modus*

faciendi n'a été découvert que de nos jours, on comprend que les phénomènes eux-mêmes ont commencé d'exister dès qu'il y a eu sur la terre des organismes vivants, et même on peut croire que les grandes villes de l'antiquité, les Babylone, les Thèbes, les Palmyre, etc., Rome même, ont péri bien plutôt par *pléthore microbique* que par les guerres et les conquêtes dont les historiens parlent à chaque instant. C'est là un coup d'œil médical sur l'Histoire qui, quoique d'apparence paradoxale, pourrait bien n'exprimer que la réalité des choses.

Les mêmes causes amenant toujours les mêmes effets, un pareil sort menace les énormes cités d'aujourd'hui, dont quelques-unes sont plus peuplées que beaucoup d'Etats de l'Europe, et cela malgré les mesures que l'on pourrait prendre, car si les lois de la nature peuvent un peu fléchir, on ne les contrarie jamais impunément. Dans tous les cas, l'expérience démontre que ces cités sont impuissantes à se maintenir par elles-mêmes, que les générations ne peuvent pas s'y perpétuer, et que si elles n'étaient incessamment renouvelées par de nouveaux habitants qui viennent s'y exposer à toutes ces causes de dégénérescence et de mort, elles seraient bientôt annihilées ou détruites. On y vit moins longtemps et moins bien qu'ailleurs.

§ 7.

Voici quelques curieux extraits de chapitres, écrits au siècle dernier (1783), par Mercier, dans son *Tableau de Paris*; on trouve en germe, dans ce livre d'un philosophe et d'un philanthrope, presque toutes les idees développées ici. C'est un précurseur. Mais 93 est venu qui, de son bruit énorme, a couvert toutes les voix des réformateurs et les a annihilées pour un siècle et peut-être plus.

CHAPITRE XLIII

L'AIR VICIÉ

« Dès que l'air ne contribue plus à la conservation de la santé, il tue, mais la santé est le bien sur lequel l'homme se montre le plus indifférent. Des rues étroites et mal percées, des maisons trop hautes et qui interrompent la libre circulation de l'air, des boucheries, des poissonneries, des égouts, des cimetières font que l'atmosphère se corrompt, se charge de particules impures, et que cet air renfermé devient pesant et d'une influence maligne (1).

« Les maisons d'une hauteur démesurée sont cause que les habitants du rez-de-chaussée et du premier sont encore dans une espèce d'obscurité lorsque le soleil est au plus haut point de son élévation (2).

..... « On sait que les végétaux tendent à conserver l'atmosphère dans un état de salubrité, à la purger, même de toute corruption. Voilà

(1) Il serait injuste de ne pas reconnaître que certaines de ces conditions n'existent plus aujourd'hui qu'en partie. mais comme d'autre part la surface bâtie a presque décuplé, il en résulte qu'en somme les résultats sont peu changés. Quand une tache d'huile se répand, elle est moins dense au centre, mais sa somme *totale ne change pas.*

(2) Il est matériellement impossible que trois millions ou plus d'hommes entassés sur un seul point ne corrompent pas leur atmosphère. Toutes les mesures, précautions, etc., que l'on emploierait pour empêcher cela, toutes les sommes exorbitantes que l'on peut y dépenser ne sont que des palliatifs insuffisants. Les grandes villes sont fatalement destinées à périr tôt ou tard, par PLÉTHORE MICROBIQUE. L'histoire le prouve et, en attendant, la vie normale de leurs habitants est considérablement réduite et assiégée par de nombreuses maladies ou infirmités, etc. (*Notes de l'auteur*).

pourquoi les anciens environnaient leurs temples et leurs places publiques de grands arbres, pourquoi ne les imiterions-nous pas?

« L'odeur cadavéreuse se fait sentir dans presque toutes les églises, de là l'éloignement de beaucoup de personnes, qui ne veulent pas y mettre le pied. Le vœu des citoyens, l'arrêt du Parlement, tout a été inutile, les exhalaisons sépulcrales continuent à empoisonner les fidèles

« On prétend, néanmoins, que l'on prend une odeur de moisi ou de cave qui règne dans ces amas de pierres, pour une odeur de mort. L'on m'a certifié que les cadavres sont transportés dans les cimetières, la nuit qui suit l'enterrement, et qu'il n'en reste pas un seul dans les caveaux des églises, à moins qu'ils ne soient murés, distinction rarement accordée (1).

.... « Les maisons sont puantes, et les habitants perpétuellement incommodés. Chacun a dans sa maison des magasins de corruption ; il s'exhale une vapeur infecte de cette multitude de fosses d'aisances : leurs vidanges nocturnes répandent l'infection dans tout un quartier, coûtent la vie à plusieurs malheureux.

.... « Les vidangeurs aussi, pour s'épargner la peine de transporter les matières fécales de la ville, les versent au point du jour dans les égouts et dans les ruisseaux (2). Cette épouvantable lie s'achemine lentement le long des rues vers la

(1) Mercier a raison, l'odeur qu'il signale que l'on sent encore aujourd'hui, dans les vieilles églises de Paris, ne provient point des corps morts, mais bien des cadavres de microbes accumulés depuis des siècles dans leurs pierres et entassés en innombrales couches dans toutes leurs parois. Le mal n'est pas nouveau, et c'est pour y remédier que la liturgie fait brûler de l'encens, dont la fumée les tue, ce qui n'est, par le fait, qu'un palliatif, car elle ne détruit pas leur accumulation dans les murs. *(Note de l'auteur)*.

(2) Un procès récent et plusieurs morts d'ouvriers égoutiers, nous ont appris qu'il en est encore de même aujourd'hui.

rivière de Seine... ò superbe ville ! que d'horreurs dégoûtantes sont cachées dans tes murailles ! Mais n'arrêtons pas davantage les regards du lecteur vers ces épouvantables résultats d'une nombreuse société (1).

.... « Quoi de plus important que la santé des citoyens ? La force des générations futures et conséquemment celle de l'Etat, ne sont-elles pas dépendantes des soins municipaux (2)?

(1) Dans le même chapitre, Mercier remarque que les ouvriers qui s'exposent au méphitisme le combattent par l'absorption de beaucoup d'eau-de-vie. Les alcools et le tabac remplissent aujourd'hui cette indication, soit qu'ils tuent les *microbes* par leur présence dans le sang et les poumons, soit que par l'excitation qu'ils procurent, ils en favorisent l'élimination nécessaire. Mais ces poisons ont alors sur la santé une influence délétère.... quelle vie et quelle terrible alternative d'intoxication!!!... y a-t-il un moraliste qui ait jamais considéré les choses sous ce point de vue, pourtant d'une poignante vérité ! !

(2) On s'en aperçoit bien, à cette heure, que les centenaires et les longèves deviennent de plus en plus rares.

(Notes de l'auteur.)

CHAPITRE XLV

DÉTERMINATION DE L'HABITUDE

« Si l'on me demande comment on peut rester dans ce fatal repaire de tous les vices et de tous les maux entassés les uns sur les autres, au milieu d'un air empoisonné de mille vapeurs putrides, parmi les boucheries, les cimetières, les hôpitaux, les égouts, les ruisseaux d'urines, les monceaux d'excréments, les boutiques de teinturiers, de tanneurs, de corroyeurs, au milieu de la fumée continuelle de cette quantité incroyable de bois, de la vapeur de tout ce charbon. Au milieu des parties arsénicales, sulfureuses, bitumineuses, qui s'exhalent sans cesse des ateliers où on tourmente le cuivre et tous les métaux ; si on me demande comment on vit dans ce gouffre, dont l'air lourd et fétide est si épais qu'on en aperçoit et qu'on sent l'atmosphère à plus de trois lieues à la ronde ; air qui ne peut pas circuler et qui ne fait que tournoyer dans ce dédale de maisons. Comment enfin l'homme croupit volontairement dans ces prisons, tandis que s'il lâchait les animaux qu'il a façonnés à son joug, il les verrait, guidés par le seul instinct, fuir avec précipitation et chercher dans les champs, la verdure, un sol libre, embaumé par le parfum des fleurs, je répondrai que *l'habitude* familiarise les Parisiens avec les brouillards humides, les vapeurs malfaisantes et la boue infecte.

... « Vivre aux bougies est une distinction de l'opulence, on ne jouit qu'aux bougies, on ne se rassemble qu'aux bougies. Tous les riches sont brouillés avec le soleil, le jour n'est pas fait pour éclairer leurs plaisirs ; sa clarté est ignoble. C'est un peuple de *morts* qui n'existe que dans les salons hermétiquement fermés, et au milieu des flambeaux. »

Quel tableau ? et quelle critique de la vie factice que l'on mène dans ces grandes *usines à microbes !!!* Mercier a oublié cependant un chapitre, c'est celui de l'influence morale de l'absorption de ceux-ci sur le caractère et les mœurs. Il n'eût pas été le moins curieux. Mais c'est déjà beaucoup si on se reporte à cent ans en arrière d'avoir aperçu et signalé un point de vue qui de nos jours même est encore nouveau pour bien des gens, lesquels vivent, tant bien que mal, tombent malades et meurent avant le temps, sans se douter de la vraie cause qui les tue, pas plus que ne la connaît le médicastre qui ajoute l'empoisonnement par les drogues à l'intoxication microbique du sang.

§ 7.

Il résulte évidemment de toutes ces déductions que, quiconque est soucieux de sa santé et de sa longévité,— et qui ne l'est pas que des fous !— ne doit pas, quand il le peut, faire son séjour habituel de ces foyers, de microbes morbigènes et anémigènes, et même qu'il faut éviter de se mettre dans le cas d'absorber une quantité quelconque de ceux-ci, de quelque part qu'ils se présentent sur son passage. Voilà un précepte capital et fondamental de la bonne hygiène qui est toujours d'actualité ; bien qu'il ait été formulé depuis longtemps par beaucoup de grands hygiénistes et de grands médecins, entre autres par Tissot, l'auteur médical du siècle dernier bien connu, qui, lui aussi, était de Lausanne la savante, et dans les ouvrages duquel on le rencontre à chaque instant, répété sous toutes les formes (1).

Qui n'a pas été témoin, à l'encontre de la chaleur malsaine des villes, de l'influence vivifiante de ce même soleil sur un malade ou un convalescent, dans l'air pur des montagnes ou d'un jardin de la *vraie* campagne aux effluves salutaires, et dans une atmosphère dépourvue de microbes. C'est là que l'on constate, de visu, qu'il y a dans les rayons du soleil, autre chose que de la lumière ou de l'absence de froid, c'est-à-dire un magnétisme spécial, qui crée ou ramène la vie, phénomène qui, ne se traduit que par ses effets bienfaisants, et qui, dans certains établissements médicaux d'Allemagne, est mis à profit dans des appareils à prendre des « bains de soleil » (Sonnenbad).

Cette propriété pour n'être mesurée par aucun thermomètre, n'en existe pas moins. Je n'entrerai pas dans la discussion de sa preuve. Je ferai seulement remarquer qu'elle vient à l'appui de ce que j'ai dit dans le premier chapitre, de la différence des sources de chaleur. La science n'est pas encore assez avancée pour rendre compte de ces propriétés diverses et singulières : de l'action incontestable et d'expérience séculaire de certaines eaux minérales où la chimie ne trouve pas de différences avec une eau ordinaire, etc., elle doit se borner, quant à présent, à les constater, car elles existent.

Ces trois agents, l'air, la chaleur et le soleil, sont, les trois créateurs de la vie, laquelle s'entretient et se continue par les aliments. On comprend donc l'importance qu'il y a de les employer dans

(1) *De la santé des gens du monde et des gens de lettres,* par Tissot. Livre qui a eu de nombreuses éditions au siècle dernier et tout récemment même, en 1859. Chose qui, pour un livre médical, en prouve bien l'excellence.

de bonnes conditions. Msis ces conditions sont bien peu souvent réalisés dans la pratique, soit par ignorance, soit par impuissance. Pourtant la bonne hygiène devrait être la première des sciences que l'on enseigne, au lieu qu'elle est laissée au second plan, ou abandonnée même pour ceux qui en ont un besoin absolu, comme par exemple les constructeurs et les architectes.

Ce petit livre n'a point, même pour les particuliers, le but de remplir cette lacune. Ce serait un travail qui demanderait un volume bien plus important que celui-ci. Mais l'auteur espère que ses préceptes et ses remarques ne seront pas inutiles et qu'elles contribueront à améliorer cette santé publique, dont chacun s'accorde à constater la baisse continue.

La doctrine végétarienne, ses axiomes et son alimentation conviennent dans toutes les circonstances ; mais il est évident qu'il faut les suivre et les appliquer dans un air sain, pur et sans microbes, si on tient à en tirer tous les avantages qu'elle comporte, et si on ne veut pas n'obtenir que des résultats tronqués, peu probants ou incomplets : les Végétariens de la ville ne sont plus ou moins que des demi-Végétariens.

Les anciens, dont la science, quoiqu'organisée différemment de la nôtre, était néanmoins fort réelle (1), ont dit quelque part :

Omne malum ex urbe (2).
Tout le mal vient de la ville.

Cet aphorisme, s'il n'est point toujours vrai au point de vue des arts et quelquefois des lettres ou des sciences, ne saurait rencontrer de dénégations

(1) C'est là la raison d'être et l'utilité des citations d'auteurs anciens grecs ou latins.
(2) Citation de Cicéron.

au point de vue de la santé ; et si, comme le dit un autre axiôme populaire, celle-ci est le *premier* de tous les biens, sans lequel les autres ne sont rien : la conclusion se devine.

C'est en vain que quelques riches vont passer, dans une atmosphère plus pure, le temps où les miasmes urbains prennent la plus grande intensité, ils y transportent leurs habitudes de nécrophagie excessive, et la maladie les y suit : d'ailleurs ce n'est pas un mois ou même deux ou un peu plus, qui peut contrebalancer l'influence de plusieurs années de microbophagie continuelle, aggravées de l'usage d'une cuisine recherchée. Ce n'est pas la peine d'avoir à sa disposition tous les instruments de la vie pour ne pas savoir s'en servir : et pour mener l'existence la plus anti-hygiénique. Les moralistes voient là une punition providentielle, et la Bible est pleine d'objurgations contre les riches . . . Cependant il ne tiendrait qu'à eux qu'elles ne fussent pas vraies, mais c'est à croire à l'axiôme latin et fataliste si connu :

Quos vult perdere Jupiter dementat.
Ceux qui doivent se perdre sont aveugles.

CHAPITRE XII

CALENDRIER VÉGÉTARIEN

§ 1.

C'est un article de foi parmi les nécrophages que l'on ne peut se passer de la viande dans l'alimentation, et qu'il est impossible, sans elle, de dresser le menu du moindre repas. — Pourtant, il n'en est rien ; et nous venons de voir par les quelques recettes et les indications que j'ai données, qu'il est facile à une ménagère habile de se nourrir convenablement tout le temps de l'année d'aliments végétariens et de faire avec eux, si l'on suit mes préceptes, une cuisine, suffisamment succulente, et en même temps favorable à la bonne santé.

Le printemps, l'automne, l'été, l'hiver, apportent chacun leur contingent ; chaque mois a ses produits spéciaux, quelques-uns peuvent figurer presque toute l'année, d'autres pendant quelques mois seulement ; chaque pays, chaque climat a ses produits que l'on peut parfois consommer, même à mille lieues de la terre qui l'a engendré, etc., en un mot, c'est un tableau éminemment varié, une succulence très étendue, des goûts forts divers et bien plus diversifiés même que celui des viandes, et cela sans s'exposer aux accidents de toute nature que cause à la santé leur usage exclusif (1), le tout sans tomber, dans le vice de la goinfrerie, qu'on peut dire vraiment être la mère et la source de toutes les maladies de l'espèce humaine.

Il est à remarquer, même, que quand on s'est mis au régime normal, on n'a plus que du dégoût pour tout autre, et on se trouve tout naturellement porté à ne point abuser de son estomac : quand, avec cela, on a la force morale nécessaire, on vit longtemps sans infirmités ni maladies ; et c'est là l'état ordinaire et normal de l'homme. Nous avons déjà eu occasion de le voir, la maladie ne vient jamais sans raison ou sans motif, comme le public est souvent porté à le croire, selon une sorte de *fatalisme*, fruit de l'ignorance hygiénique générale, et indigne de l'homme qui veut réfléchir : toujours elle est la conséquence d'un manquement aux lois de l'hygiène ou de l'alimentation : c'est un état *pénitentiel* (2), et cette vérité, fût-elle gênante pour notre amour-propre, elle n'en est pas moins vraie. Mais il faut reconnaître que la nature ne se décide à nous punir que quand nous sommes tout à fait incorrigibles et que cette bonne mère nous a doués d'une résistance vraiment étonnante aux causes morbides : — il est inouï ce que certains estomacs peuvent absorber de choses hétéroclites avant d'être malades, et en outre de cela, elle tend toujours à la guérison : — de là le mot d'Hippocrate :

Naturæ medicus interpres et minister.
Un médecin doit être l'interprète de la nature.

(1) Voyez à ce sujet le *Manuel d'hygiène et de Végétarisme*, du professeur Raoux (1881) ; la thèse pour le doctorat du docteur A. Kingford (1880), les travaux du docteur Dock, etc.
(2) Voyez page 57.

§ 2

Voici maintenant une nomenclature des divers aliments à l'aide desquels on peut entretenir une table végétarienne toute l'année, dans nos contrées tempérées. On a vu au courant des chapitres que, dans d'autres pays, la table est variée par de nombreux produits rentrant dans la même catégorie. J'ai pris la division par mois et c'est la plus commode et la plus raisonnable : mais ce ne sont que les principaux ingrédients.

TRIMESTE D'HIVER

Mois de Janvier.

On ne peut guère avoir dans la saison d'hiver que des légumes conservés, mais néanmoins la table n'est pas dépourvue de verdure ni de plantes fraîches.

Légumes. — Choux de toute espèce. Choux pommés, Broccolis, choux-rouge ou *Knaper* des Hollandais, choux de Milan, choux-cabus, choux-rave, choux-navet, choufleur *dur*, choux vert, choux blond à grosse côte, choux pancalier ou de Savoie, jeunes rejetons de choux frisé d'Allemagne, choufleur et choux-cabus en conserve, conserves domestiques de haricots verts, de pois, etc. Betteraves, carottes, céleri, panais ou pastenade. Pommes de terre de diverses variétés. Salsifis, navets, poireaux. Oignons secs de diverses variétés. Haricots rouges, blancs ou panachés secs de toute espèce. Pois cassés, riz, pois secs, lentilles, topinambours, ignames, champignons de couche frais — champignons conservés, asperges d'hiver.

Fruits. — Pommes diverses, poires d'espèces variées, raisins frais de conserve, raisins de caisse, raisins de Corinthe, nèfles, noisettes d'Espagne et autres, amandes sèches, pruneaux, prunes sèches, figues sèches, dattes, marrons, châtaignes, noix, épines-vinette, pommes séchées du Canada en tranches. Ananas de conserves.

Autres aliments. — Diverses espèces de pain, de gâteaux et de saccharins, œufs de conserve et parfois frais pondus, beurre, lait de vache, fromages divers, vacherins (1), lait de beurre, confitures, l'hiver n'est point la saison des œufs frais pondus, ni du lait ou ses dérivés récents et frais. Soupes et potages divers, bouillies, etc.

Mois de Février.

Légumes. — Betteraves, broccolis, mêmes espèces de choux que le précédent, suivant les pays. — Jeunes pousses de navets, de navet-rave. Sommités tendres d'orties, carottes, céleri, panais, pommes de terre, salsisfis, navets, poireaux, oignons secs, haricots, pois, lentilles et légumes secs, salades de pissenlit, de mache, de cresson, de céleri, riz. Les primeurs peuvent varier l'ordinaire, mais ne jamais oublier que, n'étant venus généralement qu'en serre, ils n'ont ni la saveur, ni les qualités de légumes en saison.

Fruits. — Pommes et poires de conserve, espèces dites d'hiver, Raisins frais de conserve et autres, comme précédemment, citrons, limons, oranges d'Espagne ou d'Algérie. Noix du Brésil ou paranas et autres, pruneaux, figues, dattes, poires tapées, pommes sèches d'Amérique en tranche, et autres fruits secs suivant les pays.

---

(1) *Vacherins*, produits dérivés du lait. Expression du dialecte français de la Suisse.

Autres aliments. — Comme le précédent, œufs frais pondus plus communs, beurre, lait de vache, lait condensé et leurs dérivés, confitures, gâteaux, etc. Soupes, potages.

Mois de Mars.

Mars est le mois des semis — aussi la provision de conserves du potager tire à sa fin, néanmoins on en trouve encore dans les marchés ou chez les jardiniers, ou même dans sa propre cave ou orangerie.

Légumes. — Broccolis et ses jeunes rejetons, choux qui ont échappé à l'hiver, mêmes espèces que précédemment. Pousses de navets et de navet-rave, d'orties, céleri, pommes de terre, panais, carottes, salsifis, navets, asperges d'hiver. Poireaux, haricots, lentilles, etc. et autres légumes secs, comme précédemment, salades de pissenlit, de cresson, de céleri, tiges de rhubarbe.

Fruits. — Pommes, poires, raisins frais de conserve et autres, noix, oranges, limons, citrons doux, noisettes d'Espagne, paranas, amandes, pruneaux, figues, dattes et autres fruits secs qu'il n'est point besoin de répéter.

Autres aliments. — Les œufs frais sont comme le précédent mois. Mais il y en a toujours de conserve. Pains et farines diverses, gâteaux, saccharins. Le lait des chèvres est abondant, lait de vache et ses dérivés, les fromages les meilleurs en hiver, ne sont pas bons en été. Les confitures sont bonnes en hiver, mais l'été elles fermentent pour peu qu'on n'y ait pas mis assez de sucre, ou qu'on en ait peu de soin.

§ 3.

TRIMESTRE DE PRINTEMPS

Mois d'Avril.

Au printemps, la nature se réveille, les verdures et légumes frais sont d'abord plus communs, puis abondent à la fin et en été.

Légumes. — Choux de Bruxelles, broccolis et ses rejetons, épinards de printemps, sommités d'ortie, de houblon, de fougère, jeunes choux tendres, pommes de terre de garde, poireaux, jeunes oignons, radis, haricots, lentilles et autres légumes secs comme en hiver, etc., etc.

Fruits. — Rhubarbe, pommes, poires, espèces de conserve, oranges, raisins secs et autres, comme les mois précédents, pruneaux, figues, dattes, fruits secs de toute nature, pignons, paranas, etc.

Autres aliments. — Le lait de chèvre ou de vache devient meilleur parce que la bête mange davantage de verdure, le beurre, les vacherins, les fromages frais et tous les dérivés du lait s'en ressentent, ainsi que les œufs et tous les produits animaux. Pains, farines, gâteaux, saccharins, desserts. Potages, soupes.

Mars et avril sont des mois d'abstinence et de renouvellement de l'économie, laquelle suit la loi commune des êtres, animés ou non. De là le jeûne du carême, qui est une prescription hygiénique, laquelle n'est même probablement religieuse que pour cela.

Mois de Mai.

Ce mois est celui où la végétation fait le **plus** de progrès, et où on commence à recueillir le fruit des peines de l'hiver.

Légumes. — Choufleurs, choux de printemps, asperges, épinards de printemps, carottes, navets, pommes de terre nouvelles, oignons conservés **ou** secs, laitues, radis, jeunes pousses de houblon, d'orties, de fougère. Cresson, cresson alenois.

Fruits. — Pommes, poires, oranges, paranas, noix, noisettes, pignons, figues sèches, dattes sèches, pruneaux, raisins de caisse et autres, etc.

Autres aliments. — Laits de vache, de chèvre, d'ânesse, de jument, beurre, fromages et leurs dérivés, œufs, pains, farines diverses, saccharins, desserts, il faut insister moins sur les sucreries et prendre plutôt une alimentation rafraîchissante. Le lait de mai a une réputation favorable et séculaire.

Mois de Juin.

C'est maintenant que la végétation acquiert tout son développement. Un dicton populaire : « les herbes de la Saint-Jean » — indique que c'est vers la fin du mois qu'il faut récolter la plupart des herbes qui servent dans la pharmacie domestique : on récolte aussi beaucoup de légumes à cette époque.

Légumes. — Choux-fleurs, choux semés en hiver, asperges, artichauts verts ou cuits, épinards de diverses espèces, sommités de houblon, etc. Pois verts, fèves, carottes nouvelles, pommes de terre nouvelles, concombres, salades de laitue, oignons, radis, cresson, cresson alénois, riz de conserve.

Fruits. — Groseilles à maquereaux et autres, rouges ou blanches, cassis, fraises de diverses espèces, framboises, myrtilles, fruits secs de sortes variées, rhubarbes, blé vert, etc.

Autres aliments. — Les divers laits ont encore des propriétés très salutaires. Mai et juin sont renommés pour cela : le lait de beurre est particulièrement bon, les fromages frais aussi ; les conserves perdent de leur qualité. Vacherins, œufs, saccharins, potages, etc.

§ 4

TRIMESTRE D'ÉTÉ

Mois de Juillet.

Le jardin potager est en plein rapport : l'été, c'est le triomphe des aliments végétaux. Par contre, il ne faut pas voir ni sentir la putréfaction qui s'abat sur les viandes durant les chaleurs, si on a le malheur d'être un adepte de la nourriture au cadavre.

Légumes. — Choux-fleurs, artichauts, asperges, choux de diverses espèces, carottes, pois, fèves, pommes de terre de l'année, fèves de marais, concombres, aubergines, champignons de couche *en carrière*, laitues, chicorées, oignons, radis, arroche, pourpier.

Fruits. — Cerises, abricots, pêches, groseilles rouges ou blanches ou à maquereau, cassis, fraises, framboises, melons, pastèques, brugnons, ananas, prunes, pignons, paranas, cernaux, blé vert.

Autres aliments. — Fromages, vacherins et dérivés du lait, lait de beurre, etc., œufs, gâteaux, pains de diverses farines, saccharins, desserts, soupes, etc.

Mois d'Août.

Août c'est synonyme de : « moisson » dans le langage des champs. C'est en été qu'on se trouve le mieux du régime végétarien, comme dans les régions chaudes où il est indiqué par la nature, et où l'égorgement des animaux amené par la créophagie, ne produit, la plupart du temps, qu'un « choléra » qui semble venger le sang versé.

Légumes. — Sommités de houblon, choux-fleurs, épinards, arroche ou bonne dame, pourpier, haricots verts frais, artichauts, carottes, asperges, pois, fèves de marais ou gourganes, haricots récents, champignons de couche, concombres, aubergines, pommes de terre, choux de diverses espèces, oignons frais, laitues, chicorée frisée, navets.

Fruits. — Melons, groseilles rouges ou blanches, cassis, brugnons, pêches, pommes et poires hâtives, raisins du Midi ou raisins en caisse, prunes, pruneaux, mûres, ananas, paranas, bananes, etc., amandes.

Autres aliments. — Œufs frais, laits divers et ses dérivés, fromage, vacherins, etc., les gâteaux d'avoine, de blé, etc., sont excellents à cause de la fraîcheur de la farine, desserts, saccharins, etc., soupes, potages, bouillies.

Mois de Septembre.

En septembre, on fait la vendange et on commence la récolte des fruits qu'achèveront octobre et novembre. C'est un mois d'abondance.

Légumes. — Choux-fleurs, choux pommés et autres, rejetons de choux, choux de Bruxelles, artichauts, carottes, pois tardifs, haricots frais, fèves de marais, concombres, aubergines, champignons de couche venus en plein champ, céleri, oignons, poireaux, tomates, navets, pommes de terre, laitues, chicorée frisée, romaines, lentilles récentes, d'Egypte ou autres, riz nouveau.

Fruits. — Prunes noires et blanches d'espèces diverses, mirabelle, brugnons, pêches, melons, pastèques, pommes, poires, raisins, figues fraîches, noisettes nouvelles, mûres de buisson et de mûrier, cornouilles, cormes, amandes.

Autres aliments. — Lait de vache, celui de chèvre commence à devenir moins abondant, fromages de conserve et autres, vacherins, œufs, gâteaux de farines de maïs, blé, avoine, etc., saccharins, potages, soupes, bouillies, crêpes, etc.

§ 5.

TRIMESTRE D'AUTOMNE.

Mois d'Octobre.

L'automne est une saison de récolte et d'approvisionnement. C'est le moment de faire des boissons pour l'époque où il n'y aura plus de fruits, et si on veut les conserver, il les faut faire fermenter, sauf à en user comme je l'ai déjà dit.

Légumes. — Choux de Bruxelles et choux d'autres espèces, choux-fleurs, topinambours, betteraves, carottes, navets, choux-raves, céleri, fèves de marais, citrouilles hâtives, champignons des bois, tomates, laitues, romaines, pommes de terre, oignons, panais, haricots, pois secs et pois cassés, lentilles, riz nouveau.

Fruits. — Pommes, poires, prunes de toutes espèces, figues, noix fraîches, noisettes, raisins, coings, paranas, cornouilles, cormes, pignons, glands doux, jujubes, goyaves, olives, ignames, patates.

Autres aliments. — Pains de toutes sortes de farines, œufs, lait de vache, celui de chèvre est supprimé pour 5 ou 6 mois, fromages divers, farine de sarrasin fraîche, de maïs, soupes, potages, bouillies, œufs.

Mois de Novembre.

L'hiver s'annonce et va bientôt couvrir la terre de neige. On consomme ses provisious si on en a fait.

Légumes. — Betteraves, choux-fleurs, choux de toutes espèces, choux de Bruxelles, rejetons, etc., carottes, navets, topinambours, céleri, choux-raves, radis noir, panais, laitues, oignons, pommes de terre, épinards, haricots blancs, rouges et panachés, pois secs et pois cassés, lentilles diverses, cressons, riz.

Fruits. — Pommes, poires, pruneaux, châtaignes, marrons, noix, noisettes, paranas, pignons, tournesols, noix de coco, amandes, figues sèches, raisins de caisse, dattes, bananes, oranges, limons, mandarines, néfles, cormes, alizes, coings.

Autres aliments.—Lait de vache et fromage variés, pains divers, œufs frais ou conservés, soupes, potages, bouillies.

Mois de Décembre.

La végétation est supprimée, mais on n'est pourtant pas dépourvu pour cela de plantes alimentaires fraîches.

Légumes. — Betteraves, broccolis, choux pommés et autres, rejetons de choux, choux de Bruxelles, carrottes, navets, topinambours, céleri, oignons, pommes de terre, épinards d'arrière-saison, panais, haricots, riz, pois secs, pois cassés, lentilles et tous légumes secs, ail, échalottes, persil, etc., menthe et sauge, sarriette et autres assaisonnements de toute saison.

Fruits. — Marrons, chataignes, poires, pommes, paranas, oranges, limons, mandarines, citrons, noix, raisins de caisse et raisins de conserve, figues diverses, dattes, pommes séchées du Canada en tranche, bananes, goyaves, épines vinettes, amandes, mendiants et tous fruits confits.

Autres aliments. — Œufs de conserve et gâteaux variés de toutes farines, lait de vache, fromages de conserve, saccharins, desserts, bouillies, soupes, potages.

CHAPITRE XIII

NOURRITURE DES MALADES, DES CONVALESCENTS ET
DES ENFANTS OU DES VIEILLARDS. — QUANTITÉ
NÉCESSAIRE POUR LA SANTÉ.

§ 1.

Ce serait une grande erreur de croire que la nourriture du corps doit être toujours la même aux différents âges. Le jeune homme dont le corps se forme ; l'adulte, chez qui il se maintient, ne doivent pas absorber la même quantité que l'homme fait et le vieillard. D'autre part, un valétudinaire a des répulsions pour certains produits qui sont, ou sont devenus contraires à sa nature, et il est trop porté, en vertu même de la faiblesse d'esprit qui est la conséquence de son état, et par une sorte d'égoïsme inconscient et naïf, à vouloir imposer son régime aux autres, pour peu qu'il dogmatise.

La manière de se nourrir préconisée ici est celle des bien portants qui veulent se maintenir en cet état : l'expérience séculaire démontre que ceux-ci, pourvu qu'ils n'abusent pas ou ne fassent pas usage du cadavre, peuvent, sans danger, consommer toutes les substances alimentaires admises par le Végétarisme sans se préoccuper des prohibitions parfois singulières édictées par certains intransigeants, à coup sûr en état pathologique plus ou moins marqué.

Ce n'est pas à dire que ces derniers aient tort, mais que ce soit pour leur cas ou leur personnalité seulement. Lafontaine avait prévu cela dans cette fable si finement railleuse intitulée : « le Renanrd qui a la queue coupée .»

C'est une règle sanitaire : qu'il ne faut pas vouloir être trop strict sur son alimentation, tant qu'on a des substances pures et sans adultération, car on peut admettre que tout ce sur quoi ces intransigeants s'appuient pour justifier leurs prohibitions, rentre dans une de ces trois catégories : l'abus, la falsification ou le valétudinarisme : quiconque n'en dépend pas, n'a point à s'en préoccuper.

On voit bien cela chez les anémiés *microbiques* des grandes villes, qui en ont le sang et par conséquent le cerveau et tous les organes farcis. C'est là que la « frilosité », la peur exagérée des courants d'air, le confinement, le nervosisme, la polypharmacie, la susceptibilité d'estomac, les goûts singuliers, les idées excentriques ou bizarres, etc., florissent et s'étalent : ces gens sont tous sans exception, plus ou moins maladifs, ils ont le tient pâle et jaunâtre, ils ne sont plus dans l'état normal de l'homme, la déformation physique de tout leur corps est l'image de celle de leurs idées, et ils sont aussi loin du type statuaire grec que de la vigueur philosophique de Pythagore.

J'ai déjà eu occasion de le dire, le chaos alimentaire et culinaire où nous vivons est pour beaucoup dans cet état. Combien de malheureux, sur la foi d'une doctrine médicale singulière, en opposition avec la vérité et la tradition, se bourrent de viandes crues et d'alcools, croyant par là se « fortifier ». L'événement leur démontre le contraire. N'importe. Souvent, ils ont contracté quelque tumeur remplie de ces étranges vers globuleux appelés *cysticerques*, ou d'autres parasites qui les rongent et les tuent : par un singulier bénéfice de nature, dans ces cas ordinairement l'estomac se refuse à accepter les aliments nécrophagiques : il « veut » des végétaux. Heureux si on l'écoute et le suit, et si l'obstination, la préoccupation de « fortifier » ne l'emporte pas, alors le malade est sauvé.

Le premier symptôme de presque toutes les maladies, c'est un dégoût de la viande et cet état persiste pendant toute la convalescence. Les œufs frais, quelque légume léger, une friandise, sont au contraire mieux supportés : à cause de l'embarras gastrique.

La tisane de chair (1) ou bouillon et les autres, sont au contraire, précisément parce qu'elles ne nourrissent guère, l'aliment le mieux supporté, dans la période d'état. Il faut ajouter cependant quelques légumes dans le pot au feu, comme poireau, carotte, oignon, mais pas de choux car même sa décoction chargerait trop l'estomac; lequel est d'une susceptibilité aiguë et chez qui une indigestion pourrait avoir des conséquences funestes Aussi il faut alors prendre bien garde à ce danger.

Ce serait une erreur que de refuser systématiquement des aliments un peu substantiels à un malade, qui les réclame avec persistance. Presque

(1) Le médecin a, sous sa disposition, *toutes* les substances : toxiques ou autres, il n'est donc pas étonnant que je cite celle-ci.

(2) Dans les provinces du Midi, on donne usuellement aux malades, sous le nom *d'eau bouillie*, une décoction de pain, de sauge et d'huile d'olive, etc., qui leur tient lieu à la fois d'aliment et de tisane. On dit là proverbialement :

> « L'aigo Boulido
> « Sauva la vido. »
> « L'eau bouillie
> « Sauve la vie. »

Dans le Nord, c'est plutôt la tisane de chair qui est en usage : mais on gagnerait certainement de la remplacer par celle-ci ou par une décoction végétale rendue rafraîchissante selon les cas, car l'usage du bouillon échauffe et resserre beaucoup et, par le fait, ce n'est qu'une « décoction de cadavre ».

toujours c'est la voix de la nature qui parle et on
sait le précepte d'Hippocrate il y a des cas
où l'issue funeste est bien évidemment due à
cette obstination (1) : mais on comprend que je
ne puis donner, ici, que des indications générales,
l'application aux cas particuliers est essentiellement le fait du médecin éclairé, consciencieux,
judicieux et savant.

Les opérés se trouvent bien aussi d'aliments
légèrement azotés, mais il faut, autant que possible, ne pas changer leur régime habituel: le
modérer seulement, suivant les circonstances:
quand la fièvre ne s'allume pas.

Un dicton populaire prétend que la « fièvre
nourrit », c'est exprimer, d'une manière pitto-
resque, que le malade, en cet état, n'a pas besoin
d'aliments. Il faut, alors, faire sucer au patient,
quelques tranches d'oranges, ou donner de la
limonade, du jus de groseilles, de cerises fraîches (2) etc., les tisanes, l'eau panée, etc., contiennent assez de substances nutritives pour contenter
alors l'estomac dans le grand bouleversement de toutes les fonctions ordinaires que cause la maladie.

§ 2.

La convalescence est une renaissance : l'économie, dans cet état, se reprend à la vie et quelquefois on éprouve une faim qu'il ne faut contenter que d'une manière graduée et judicieuse,

---

(1) Par contre aussi, souvent la préoccupation de « fortifier :
le malade lui est funeste, parce qu'on charge son estomac
affaibli de nourritures animales et lourdes, un exemple illustre
vient de le prouver à Froshdorff.
C'est un bel exemple du chaos alimentaire et même médical dans lequel nous nous débattons en l'absence des principes solides du Végétarisme.
(2) Voy. pages 131 et 133.

car une rechute, causée par une indigestion, remettrait tout en question.

Ici comme dans la période d'invasion, il semble que l'économie se rejette sur le Végétarisme comme sur la meilleure manière de se refaire une pleine santé. Un œuf frais est alors ce que le convalescent préfère, et comme je l'ai déjà fait remarquer (1) il y trouve des matériaux alimentaires appropriés à son état.

Le lait, aliment complet, n'est pas bon pour les maladies aiguës où les fébricitants parce qu'il demande, pour se digérer, un estomac dans son état normal. Certaines personnes en ont un dégoût qui tient à leur état maladif et quelquefois même ce sont celles qui s'en trouveraient le mieux. Dans la convalescence, il ne peut être employé que lorsque déjà elle est assez avancée : on comprend pourquoi.

Ce n'est que quand l'état normal est complètement revenu, c'est-à-dire que la nature a rendu à l'organe de digestion l'admirable tolérance dont elle l'a doué et dont nous abusons indignement, que la créophagie peut alors prendre place dans l'alimentation. Mais ce n'est qu'une tolérance et, j'ai déjà eu occasion de le dire : le nécrophage la paie de sa vie abrégée et d'innombrables maladies ou infirmités.

La chair est un aliment, c'est incontestable, mais c'est un mauvais aliment, bien inférieur, comme teneur en azote, ou principes fortifiants et nutritifs, à la plupart des substances végétariennes. L'analyse chimique elle-même en fait foi (2). Mais sans avoir recours à ses alambics, on

(1) Pages 75.
(2) Voyez les ouvrages du professeur Raoux et tous les modernes dans la Bibliographie. Le riz, le haricot, les pois, etc. contiennent 87 et 88 pour 100 de principes nutritifs, et le roastbeaf seulement 26 ! !

peut consulter : soi-même et son expérience propre ; on constatera qu'un repas composé de viandes laisse revenir bien plus vite le sentiment de la faim qu'un autre formé de substances végétariennes bien choisies : et cela à poids égal de substance.

De là l'économie considérable qu'amène une nourriture végétarienne lorsqu'elle est judicieuse et tenue également à distance de la goinfrerie et de l'abstinence : économie qui peut aller, selon le docteur Kingsford, M. Raoux (1), jusqu'au tiers et même à la moitié, plus ou moins suivant les localités.

C'est une remarque faite par tous les hygiénistes que dans l'état actuel de la civilisation, nous mangeons deux et trois fois plus que la santé ne le comporte ; et, quand, à cela, se joint la falsification des aliments et des boissons, fruit d'une chimie mercantile, qui aujourd'hui est générale et nous environne d'un réseau d'empoisonnements, la manie d'avaler, sans raison, des eaux alcalines et tant d'autres causes, on conçoit que la santé doit sombrer sous le poids d'une pareille armée. J'ai assez eu occasion, dans le cours de ce volume, de m'appesantir sur cette constatation attristante pour l'hygiéniste et qui ne réjouit que ceux qui vivent des maladies... quand ils n'en sont pas les premières victimes :

«Par un juste retour des choses d'ici-bas. »

En thèse générale, on peut admettre que le cenvalescent mange plus et de meilleur appétit que l'homme ordinaire. Mais le Végétarien qui

---

(1) Page 61 de sa thèse de doctorat, Madame Kingsford accumule les preuves de cette vérité. On conçoit que je ne puis qu'y renvoyer le lecteur.

acquiert, à cause de son bon état de santé, une remarquable immunité pour les épidémies (1), quand il suit, du reste, les autres prescriptions de la doctrine, doit avoir toujours à peu près le même sentiment de faim, et comme il est sobre, il a toujours à sa disposition le condiment de Boileau :

« Et mieux que Bergerat, l'appétit l'assaisonne. »

Il n'est, pour ainsi dire, jamais malade ; car la nutrition se fait normalement et sans arrêt ni obstruction quelconque.

Il est un singulier précepte d'Hippocrate relativement au régime de vie, c'est celui-ci :

« Quotidie manducare... mense inebriare. »
Il faut manger tous les jours... et changer tous les mois.

Le mot latin qui se traduit littéralement par « s'enivrer », n'a certainement pas eu ce sens dans la pensée de l'auteur, il veut tout simplement dire que quiconque veut se bien porter ne peut pas s'astreindre à un régime réglé comme une pendule et tous les jours le même, d'un bout de l'année à l'autre (2) ; que l'homme qui, selon Montaigne, est : « Ondoyant et divers », l'est aussi jusqu'à un certain point dans sa nourriture : et même que, si de temps en temps, il sort de ses habitudes journalières, conservant du reste la modération dans tout, il ne s'en portera que mieux quand il y reviendra, et qu'elles lui sembleront alors nouvelles, la faiblesse humaine, étant persécutée d'un insatiable besoin de nouveauté :

(1) Voir les premiers chapitres et le § 5.
(2) Pline, liv. 38, chap. V, fait la même remarque.

« *Il nous faut du nouveau, n'en fût-il plus au monde,*

est un vers-proverbe dont certains poussent la réalisation à l'excès mais n'en disons pas trop de mal si, même par cette voie, il vient des adeptes à la vérité.

Homo sum et humani nihil a me alienum puto.
Je suis homme : et je comprends toutes ses faiblesses.

La convalescence est une excellente occasion d'adopter un régime qui doit nous donner et nous conserver la santé, étant judicieusement appliqué.

§ 3.

« Les enfants, » dit le Dr Dock, « chez lesquels l'instinct est bien moins corrompu que chez les personnes âgées, n'aiment d'abord pas la viande et les excitants (1), en règle générale du moins, tandis qu'ils aiment beaucoup les produits du règne végétal, surtout les fruits (2) ; mais l'opiniâtreté des parents, leur exemple et cette excitation continuelle du palais que l'enfant finit par aimer également remportent enfin la victoire sur ce qu'on appelle l'instinct, et, au lieu d'un petit frugivore, on a un petit carnivore tout achevé. »

« Malgré cela, l'enfant revient toujours, et de prédilection, au régime des fruits qui est inné en lui. »

Le savant directeur de la Untere Waid (St-Gall), exprime ainsi une vérité qui est d'observation

(1) *Du Végétarisme....* etc. Conférence au Trocadéro à Paris.... Saint-Gall. 1878, page 9.

(2) On sait le goût des enfants et jeunes filles pour les *fruits verts*, il faut se garder de leur laisser s'abîmer l'estomac, mais c'est un désir trop constant pour ne pas en être frappé (Note de l'Auteur).

générale, et qui doit donner fort à réfléchir. C'est bien évidemment là une manifestation de la Nature, et elle est toute en faveur du Végétarisme.

Cette remarque a été faite aussi par la plupart des auteurs qui ont écrit sur cette doctrine, et ils en tirent la conclusion, à laquelle je ne puis que m'associer, qu'il ne faut pas contrarier ce désir et cette volonté naturelle : et je puis ajouter que mon expérience propre m'a permis de constater que cette manière d'élever les enfants (1) est la bonne, et qu'on les rend par là indemnes de presque toutes les maladies qui assiègent les jeunes créophages, et portent dans leurs rangs une mortalité dont s'effrayent, à bon droit, les hygiénistes et les statisticiens.

La manière dont actuellement et presque partout on les gouverne est vraiment absurde ; sous prétexte de fuir le froid et les courants d'air, on les couvre de lainages, on les enferme, on les gêne dans leurs berceaux, sans réfléchir que le froid, modéré, sec et sain, est le premier des toniques, et que l'usage continuel de la flanelle, bon tout au plus pour des malades, rend les pauvres petits sensibles aux moindres variations, et les voue par là, à toutes sortes de maladies quand on les y habitue : ou bien, plus tard, on les affuble sous prétexte de « mode » d'oripeaux souvent des plus anti-hygiéniques ; plus tard encore ils sont renfermés, la plus grande partie du temps, dans des classes non ventilées, dans des collèges monastiques, aux salles mal odorantes ; on les force à l'immobilité, au silence, à une tension d'esprit funestes au développement de l'être dans un âge

____

(1) Il y en a même beaucoup et, *j'en connais*, qui exigent, par leurs cris, qu'on les endorme dans leur berceau, *dehors*, ou la *fenêtre ouverte* ; tant la nature a de force pour nous pousser aux pratiques rationnelles du Végétarisme dans l'air pur.

où l'évolution normale de l'homme demanderait du grand air et plus de liberté.

Il n'est pourtant pas impossible de concilier les nécessités sociales et éducatives avec ce que réclame impérieusement la nature : mais si on ne veut pas mettre un terme au « pléthorisme » de plus en plus étrange des programmes exigés, on peut être assuré qu'on n'aura, par la suite, que des générations maladives, nervosiques, valétudinaires, excentriques et, pour tout dire, estropiées ou atrophiées du cerveau, sans parler de la fièvre typhoïde qui moissonne de plus en plus les enfants et les jeunes gens que l'on surmène.

On introduit, de force, dans la tête d'un enfant, une foule de connaissances qui, pour grande majorité, lui sont inutiles dans la profession qu'il embrassera et qu'il devra oublier, puisqu'elles ne lui serviront plus. C'est ce qu'un savant académicien, ancien professeur et examinateur, qui, par conséquent, la connaissait bien, appelle « l'éducation homicide »!!! (1).

Honneur à la voix isolée qui a essayé d'enrayer le mal et de remédier à un état de choses dont nous commençons à recueillir les fruits amers ! honneur à cette voix, quoiqu'elle n'ait pu parvenir à empêcher lesdits programmes de se charger de plus en plus et qu'elle soit restée à l'état de protestation stérile !

Ce n'est pas une gymnastique épileptique dans des salles fermées ou des cours nues et entourées de hauts bâtiments qui peut porter à cet état de choses un remède efficace; on ne fait ainsi qu'ajouter une fatigue à une autre : il faut à l'enfance le grand air de la campagne ; les microbes de la ville lui sont encore plus funestes qu'à l'adulte.

(1) *L'éducation homicide*, par M. de Laprade, de l'Académie française. Paris, 1860. Un vol. in-12.

Aucun lycée, aucun hôpital même ne devrait résider dans ce milieu délétère. Je dirai plus : aucun enfant ne devrait y être élevé ; si on veut avoir une génération forte, saine et vigoureuse de corps et d'esprit, il faut suivre l'instinct naturel et faire de nos enfants ce qu'ils veulent être : des Végétariens.

A toutes ces causes de dégénérescence s'en ajoute encore une autre : je veux parler de la manie moderne de droguer à outrance ces malheureux petits êtres. Malgré leur énergique et instinctive résistance, on force de pauvres enfants, quelquefois *à la mamelle* et âgés de quelques mois seulement, d'avaler des sels chimiques plus ou moins dissimulés dans des sirops, des potions, etc.

Je ne saurais assez flétrir, au nom du bon sens et de la nature qui y répugne, et même à celui de la vraie médecine, de pareilles insanités. Le corps qui, dès l'enfance, a été habitué à ces drogues-là ne peut pas se développer normalement : nous devenons déjà nervosiques par toutes les raisons que j'ai déduites dans ce livre. Mais, si cela continue, nos enfants courent grands risques d'aggravation, et de perdre encore d'autres années sur la moyenne des cent cinquante dont nous annihilons déjà plus des trois quarts, puisque les statistiques officielles ne la fixent qu'à trente-cinq.

Je n'ai pas à faire ici un cours de médecine infantile, mais on conçoit qu'en général les moyens simples, naturels, employés autrefois, valaient mieux que la polypharmacie d'aujourd'hui, toxique pour ces êtres délicats. Rien n'est plus difficile que l'art d'élever de jeunes enfants, au point de vue moral et intellectuel comme au point de vue physique : et malheureusement l'ignorance à cet égard va de plus en plus s'épaississant et elle se traduit par une mortalité, une morbidité, un valétudinarisme qui effraye à bon droit le philosophe et le philanthrope.

Il faut revenir au Végétarisme indiqué par la nature elle-même, puisque le lait, premier aliment de l'homme, ou ses nombreux dérivés sont, nous l'avons vu, quand ils ne sont pas falsifiés ou adultérés, des meilleurs de la doctrine. Je terminerai, malgré mon vif désir de m'étendre sur ce sujet si intéressant, par une citation de Michelet (1) toute en faveur de ma thèse et de ce que j'avance.

« Une révolution s'est faite, nous avons quitté le sobre régime français, adopté de plus en plus la cuisine sanglante de nos voisins ; *le pis, c'est que nous infligeons ce régime à nos enfants.* Spectacle étrange de voir une mère donner à sa fille, qu'hier encore elle allaitait, cette grossière alimentation de viandes sanglantes et ces dangereux excitants, le vin, l'alcool, le café ! Elle s'étonne de la voir violente, fantasque, passionnée, — c'est elle qu'elle doit accuser.

« J'entends que l'enfant ait une nourriture d'enfant : qu'elle continue le régime lacté, doux, calme et peu excitant et qu'elle ne touche point à vos aliments qui sont des poisons pour elle, etc., etc. »

§ 4.

Dans la jeunesse et la moitié de la vie, le corps qui s'accroît et se forme, demande généralement plus de nourriture, mais quand l'âge mûr et la vieillesse arrivent, comme l'économie ne dépense plus autant, il en faut beaucoup moins pour entretenir la santé. Aussi le Végétarisme et la sobriété sont des vertus naturelles et même *nécessaires* au déclin de la vie. Cette vérité, quoique banale,

(1). *La Femme*, par Michelet. Un vol. in-12. Paris, 1865.

paraît être inconnue la plupart du temps ; il n'est
pas de parvenu qui, ayant pâti dans sa jeunesse,
ne se mette, sur le tard, à se gorger de festins et
de nourriture « recherchée » comme si son estomac avait la capacité de sa bourse.

Mais aussi, qu'arrive-t-il fatalement ? C'est
que, à l'influence mauvaise d'une pareille alimentation, se joint la violation de la règle citée tout
à l'heure, et ses conséquences funestes pour la
santé : le malheureux se livre aux médecins et à
la polypharmacie : le mal s'aggrave naturellement, le malade traîne quelque temps et meurt,
malgré tout son argent, dans des tourments d'autant plus aigus : alors nous disons, comme des
aveugles : « La richesse ne fait pas le bonheur... »
Je laisse au lecteur le soin de tirer la conclusion
et la morale de ce fait, excessivement fréquent.

Et pourtant un exemple historique et célèbre :
celui de l'italien Cornaro (1462-1566) prouve
combien la sobriété et le Végétarisme ont de
force même pour rétablir un organisme usé par
la créophagie et l'abus de toutes choses. Son cas
sert de démonstration éclatante à la proposition
du commencement de ce livre (1) sur la puissance reconstituante d'un régime rationnel, en
même temps que de preuve indéniable de la longévité et de l'absence d'infirmités séniles qu'il
procure.

Il ne faut, en effet, pas s'y tromper : notre
polypharmacie et cette goinfrerie viennent de
l'idée erronée, répandue dans le public, et entre-
tenue, en France, par les annonces inconsidérées
des spécialistes pharmaceutiques, — que l'on
peut impunément se livrer aux excès et, par là,
contracter toutes les maladies : puis, pourvu que
l'on avale quelque drogue ou pilule, se trouver

(1) Page 7 avant-propos.

ensuite ramené à une santé parfaite, afin de pouvoir recommencer. Il n'est pas de médecin qui n'ait eu occasion de s'en convaincre. Mais, quoique l'événement démontre que c'est là une idée fausse, et que des écoles médicales étrangères professent depuis longtemps que le vrai préservatif de la maladie et le moyen de guérir sont : la pureté du sang donnée par une alimentation rationnelle, la vie sobre, non surmenée, et le Végétarisme : nous ne les connaissons pas en France, où l'on n'étudie guère ni la langue ni les ouvrages médicaux ou philosophiques des autres peuples ; et dans notre pays cette vérité paraît être une étrange anomalie.

§ 5.

Il est véritablement impossible, vu la nature même de l'homme et de la vie, de fixer, d'une manière invariable et uniforme, la quantité de matières alimentaires nécessaire à son entretien : on l'évalue ordinairement à 25 grammes d'azote, mais cette approximation de la chimie, qui peut servir à la comparaison ou à l'étude, est, dans la pratique usuelle, à peu près sans résultat ; nous savons, en effet, que ce n'est pas la teneur chimique qui fait la bonté, la succulence des aliments, mais leur fraîcheur, leur absence de sophistication ou d'adultération. De deux substances qui contiendraient, à l'analyse, chacune la quantité voulue d'azote, l'une sera salutaire, l'autre un véritable poison.

D'autre part, même cette quantité « nécessaire », varie avec l'âge, le tempérament, les habitudes, le milieu, la santé, le travail musculaire, la saison, la disposition du corps, la fatigue, l'appétit, l'état de l'estomac, le besoin de variété, etc., etc., et cent autres causes impossibles à prévoir : de sorte qu'elle ne peut être comptée, tout au plus, que comme une moyenne essentiellement variable.

La meilleure règle pratique à adopter pour l'usage nous est donnée par la nature : c'est l'*appétit* de l'homme en santé, — mais elle demande à être appliquée judicieusement : le précepte n'est même pas nouveau : il consiste à satisfaire le besoin de manger, mais à rester sur son appétit. Il n'est pas un homme un peu instruit qui ne le connaisse, et pourtant il est bien peu suivi : c'est à tort ; car on conçoit que, par cette pratique, l'estomac ne doit jamais se charger, la quantité d'aliments sains doit être toujours bien digérée, que les organes, n'étant jamais surmenés, doivent être constamment dispos, ne jamais s'écarter du bon fonctionnement ; d'autre part, les nerfs et le cerveau n'étant pas irrités comme ils le sont par l'état morbide, ne réagissent pas en mal sur les actes et l'intelligence. En un mot, quiconque suivra cette simple pratique, même sans chimie, sans balances ni raisonnements alambiqués, et pourvu que, du reste, il se conforme à mes autres recommandations, pourrait être assuré de la santé du corps et de l'esprit et de toutes leurs conséquences.

Les traités de Végétarisme (1) donnent des tableaux qui prouvent que la même quantité d'aliments nutritifs coûtent deux et trois fois plus cher dans le régime nécrophagique que dans le végétarien ; d'autres estiment l'économie au tiers ou au cinquième seulement, suivant les pays. Quand, avec cela, on réfléchit que le carnivorisme cause la goutte, la gravelle, les rhumatismes, et une innombrable suite de maladies ou

(1) Voy. mon volume de 1891 et le § 2.

d'infirmités, sans compter qu'on est alors bien plus apte à contracter le choléra, la fièvre typhoïde et autres semblables : comment ne pratiquerait-on pas l'alimentation naturelle comme je la préconise ?

On sait que, pour le choléra, par exemple, les gens des villes, avec leur créophagie forcée de microbes, sont des victimes vouées à la contagion, qu'ils soient ou non Végétariens. Or, des observations faites en Amérique, dans les hôpitaux de New-York, démontrent que pourtant, quand on est forcé de vivre dans ce milieu mauvais, le végétarisme, par la santé, la force de résistance qu'il procure, rend indemne de la contagion.

Nous l'avons déjà vu (1) : entre le microbe et l'organisme, c'est une lutte à mort pour la vie, il faut qu'il soit tué et éliminé, ou qu'il nous tue. Le microbe cholérique a un pouvoir nécateur bien plus considérable que les autres. Or, pour ce combat sans merci, qui voudrait se mettre dans des conditions défavorables et ne pas, au contraire, ranger, autant qu'il le peut, toutes les chances de son côté.

On recommande, en pareil cas, de ne pas manger de fruits. On a raison, s'il s'agit des fruits non mûrs, sales ou pourris, que l'on voit généralement dans les marchés ; et parce que le microbe cholérique a une action tout aussi bien sur les fruits et les plantes, qui sont des sortes d'êtres vivants, que sur les autres organismes. Mais, comme on se reporte alors sur les aliments excitants, échauffants, pour éviter un danger, on se rejette dans un autre plus terrible encore ; car les fruits cueillis à maturité sur l'arbre sont, au contraire, une des nourritures les plus salubres

______

(1) Chap. XI, § 1.

qui soit, en temps d'épidémie comme autrement.
C'est alors que le philosophe qui réfléchit voit la
profonde vérité de cette pensée de Luther :

« *L'humanité est comme un paysan ivre à
cheval, soutenez-le d'un côté, il retombe de l'autre* » (1).

(1) Je fais les mêmes remarques, pour la plupart des idées
de ce chapitre, qu'à la note 3, page 186.

CHAPITRE XIV

CUISINE VÉGÉTARIENNE DES PAYS DE LANGUE FRANCAISE, BELGIQUE ET SUISSE.

§ 1.

Depuis la première édition de ce volume (1884), le Végétarisme a fait des progrès... chez nos voisins. Là, une généreuse pléiade de Penseurs et de Dames, sous la direction de Madame Chantraine, de Charleroi, et aussi le haut patronage de la propre sœur du Roi : S. A. R. Madame la Comtesse de Flandre, lutte avec courage pour la répression de l'alcoolisme par l'adoption de la nourriture végétarienne, et, là comme partout où la Doctrine s'est répandue, on obtient des résultats probants.

Un des meilleurs agents de cette campagne contre le hideux vice de l'alcoolisme ; c'est la « *Ligue du Cardinal Manning* » : originaire d'Angleterre, et qui rayonne de là, sur tous les pays et dans toutes les langues des États où on veut bien l'accueillir.

Chez nous, on l'a vu : c'est encore la nuit noire ! Mais la section de langue française, usitée en Belgique, y propage ses brochures explicatives et ses cahiers de cuisine végétarienne, auxquels nous ferons, ci-après, quelques emprunts des plus typiques, pour donner une idée de ce qu'est cette cuisine de nos voisins.

Tout d'abord, les lettres et paquets qu'expédie cette section belge sont tous ainsi libellés, sur l'enveloppe. Quiconque tient en mains ces lettres ou paquets, ne peut manquer de lire les axiomes qui y sont imprimés :

Propagez s. v. p. ces tracts et

LIGUE DU CARDINAL MANNING

TEMPÉRANCE PAR LA RÉFORME ALIMENTAIRE

CHARLEROI, 17, Boulevard Defontaine.

La tempérance avec du vin, c'est une vraie moquerie. La Belgique bien plus que l'Angleterre a besoin de tempérance, quand vous l'aurez organisée, vous aurez tous les autres biens par surcroît.

Cardinal MANNING, 6 octobre 1893.

Celui qui pense à réformer le boire, sans réformer le manger d'abord, sera aussi déçu dans son espoir que celui qui aura planté des arbres avec les racines en l'air.

Ici l'adresse ; et plus bas :

La cuisine de tempérance. — Catéchisme de tempérance et de réforme alimentaire, avec Diagramme colorié. Menus et recettes, etc., en vente chez HUBERT, à Charleroi.

Une curieuse particularité que je signale ici : parce qu'on menace de la faire disparaître: c'est que le timbre-poste porte, sur le bas, une bande qui contient, en Flamand et en Français cette recommandation :

« *Ne pas distribuer le Dimanche* »

Les Anglais sont ingénieux, pratiques et tenaces, et cela ressort, bien évidemment, des curieux exemples que j'en donne : comme contraste à notre apathie pour la diffusion des Doctrines végétariennes. Aussi, ils obtiennent des résultats là où nous, dans les « Palabres » oiseux de l'Académie où on n'a même pas fait au Végétarisme l'honneur de le citer ! et avec nos belles résolutions sans lendemain, nous n'avons pas diminué d'un seul litre la consommation grandissante de l'alcool, ni d'une pièce de 5 francs la belle source aurifère issue de cette consommation et qui se tire des poches de l'ouvrier, des petits et des misérables !

Plus heureuse que nous, l'Angleterre et la Belgique ont vu rétrograder le monstre hideux de l'alcoolisme devant la propagande végétarienne. Ne nous lassons pas de le répéter et peut-être qu'un jour nous verrons aussi le même résultat chez nous, dû aux mêmes causes.

Voici maintenant quelques extraits de la « *Cuisine de tempérance* » qui s'imprime et se répand sous les auspices de la Ligue du cardinal Manning, et a un grand succès chez les Végétariens de Belgique.

§ 2.

RECETTES POUR LES PERSONNES OCCUPÉES, OU POUR LES CÉLIBATAIRES.

Du pain fait à la maison, du beurre, des figues et des oranges, font un repas convenable pour un roi, il en est de même d'un plat d'amandes et de raisins et d'une tranche de gâteau de froment non bluté.

Du riz et du lait frais, des raisins et du pain brun, font un autre repas extrêmement nourrissant.

Du gâteau d'avoine et du fromage, avec des figues, des dattes ou des raisins, sont des mets substantiels et sains.

Une tranche de gâteau aux fruits avec quelques noix forment un très bon repas.

Un œuf bouilli ou frit sur une tranche de pain grillé, suivi de pain, de marmelade, ou de confitures, est toujours agréable, ainsi qu'une tranche de pain sec trempée un moment dans de l'eau ou du lait, puis frite à l'huile font un très bon goûter.

Le « Stirabout » se prépare en quelques minutes en semant vivement la farine dans de l'eau bouillante et en remuant avec une fourchette jusqu'à ce que ce soit très épais. Il se mange soit avec du sirop, soit avec des fruits, ou du lait et du sucre ; et lorsqu'il est froid il peut se couper en tranches, entre lesquelles on met de la confiture pour former un sandwich. On peut aussi le couper en tranches et le frire à l'huile.

Un simple pudding au riz ou au sagou, et qui peut se refroidir, peut être prêt à toute heure ; s'il est fait aux raisins, ou bien si l'on y ajoute des figues des pommes ou des dattes, on le trouvera aussi sain qu'appétissant.

Des pommes de terre froides seront vite coupées en tranches ou bien écrasées, et frites et si quelqu'autre légume froid y est mêlé ce sera d'autant meilleur. Une tranche de fromage rôtie devant le feu, ou mise au four, puis mangée avec du pain rôti (on peut y ajouter quelques pickles pour les commerçants) c'est encore un repas toujours prêt.

Tout le monde peut se procurer des fruits (frais, séchés ou en boîtes), des noix, du pain, du fromage, des œufs, des salades et les puddings et les pâtes ordinaires, les légumes, les confitures, les marmelades, etc., de sorte que n'importe où l'on vit, on peut vivre selon ses principes, sans grande difficulté, si l'on a un peu de caractère. Si nous avons à faire notre propre cuisine, une poêle à frire et une casserole seront des plus utiles ; et en plus des avis déjà donnés, les présentes et les futures recettes, pour les porridge, les fromages et les œufs. Les recettes pour gâteaux grillés seront particulièrement reconnues d'une exécution facile.

Pain fait à la poêle.

1 litre lait battu, ou lait de beurre, une cuillerée à café sel, du froment moulu et non bluté.

Mettez le lait battu dans un bol, remuez vivement jusqu'à ce qu'il devienne mousseux, ajoutez le sel, tournez-y le froment moulu en le versant bien lentement, petit à petit, jusqu'à ce que vous ayez une pâte assez épaisse pour la renverser sur la table à pétrir, pétrissez le moins possible, et avec de la farine sèche, juste assez pour pouvoir manier et former de petits gâteaux à cuire sur une poêle.

Pain perdu.

Du pain brun ou du pain blanc, deux œufs.

Coupez des tranches de pain minces, mettez-les une par une, dans un plat peu profond. Assaisonnez de poivre, de sel et d'herbes. Versez sur ce pain, soit du lait chaud, soit de l'eau chaude, trempez dans les œufs battus et faites frire à l'huile et d'un beau brun.

Friture de pain.

Pain, huile d'olive ou beurre.

Prenez des tranches de pain, coupez en les croûtes, faites frire d'un beau brun jusqu'à ce qu'elles soient croquantes.

Pâtes à frire.

De la pâte de macaroni, une légère pâte de froment non bluté ou bien des beignets frits à l'huile ou au beurre, sont toujours bons.

Friture de gâteaux au lait.

Faites une pâte épaisse avec de la farine de froment et du lait (ou de l'eau) roulez très fin, faites frire au beurre, ou à l'huile; on ajoute du lait, ou du lait battu pour que ce soit plus croquant.

Friture de Gâteau de pomme de terre.

Suivez la recette précédente, ajoutez des pommes de terre froides bien écrasées et travaillées dans la pâte.

Friture de gâteaux aux fruits.

Même procédé que pour les gâteaux au lait, avec cette exception que l'on peut ajouter à la pâte soit des corinthes, soit des raisins sultane, soit des dattes hachées. Dans chacune de ces trois recettes au lieu de frire à l'huile, on peut cuire sur une poêle et chaque fois on obtiendra une variété nouvelle.

Figues, prunes et raisins secs.

On étuve chacun de ces fruits séparément par le même procédé.

Ayez une casserole à étuver en terre cuite, remplissez-la aux 3/4 de fruits, couvrez-les d'eau, de façon à ce qu'aucun ne dépasse et que le niveau d'eau soit d'un demi pouce au-dessus du tout. Mettez un couvercle et étuvez au four pendant une heure et demie ou deux heures. Le fruit reprendra sa rondeur naturelle, et vous aurez un mets délicieux avec peu de peine. Pour ceux qui ne l'ont jamais goûté, un plat de raisins secs étuvés est une surprise. Un déjeuner de pain et de raisins étuvés, auxquels on ajoute un peu de noix de coco râpée est fort recommandable.

Cuite de la même façon la petite figue de Coma-
dre (coûtant 25 à 30 c^{es} la livre), étuvée ou simplement trempée pendant une nuit forme un re-
pas nutritif et économique.

Les raisins, les corinthes, les figues peuvent
être mis dans un pot d'eau pendant une nuit, ils
seront prêts à servir le matin, avec du pain, de
la noix de coco râpée, des biscuits, des amandes
ou des noisettes turques.

Quelques boîtes de fruits, par ex. : des pêches,
des abricots, des ananas, quelques livres de raisins, des corinthes, des prunes, des figues, quelques livres de grosses noix, de noisettes, de noix
du Brésil, d'amandes, et une boîte de farine de
froment complet et pur, fourniront abondamment
même le garde-manger du plus capricieux ; de façon à ce qu'il n'éprouve que fort peu de difficulté
à ajouter ces fruits, à la série habituelle des
mets du ménage et que le Végétarisme puisse aisément être pratiqué dans toutes les familles.

Dattes.

La datte c'est l'un des fruits les plus utiles, on
peut en avoir toute l'année. Elle remplace les raisins et les corinthes dans les gâteaux. Seule ou
mélangée de noix de coco elle produit d'excellents
puddings.

On peut rouler les dattes sous forme de pâtisse-
rie, les bouillir, les cuire au four ou dans du riz
et autres puddings féculents.

Elles s'allient bien aux pommes, spécialement
aux pommes sûres, ou bien à la rhubarbe, pour
former un excellent mets pour le déjeûner ou pour
le goûter.

Prenez des quantités de poids égales de rhubarbe et de dattes, dans une casserole à étuver ;
ajoutez-y un peu d'eau froide, mais pas de sucre,

couvrez et mettez au four pour étuver lentement jusqu'à ce que la rhubarbe soit tendre. On peut ajouter un peu de citron pour assaisonner. On peut régler les proportions pour contenter tous les goûts, et ajouter soit plus de rhubarbe, soit plus de dattes, selon que l'on désire ce mets plus ou moins sucrè. Coupées finement et mélangées de noix de coco râpées, ou bien des quantités égales de dattes et noix de coco émincées à la machine, les dattes sont un excellent mets pour le thé.

<h2 style="text-align:center">§ 3.</h2>

Les Soupes.

La soupe aux lentilles (ou aux pois ou fèves).

Faites bouillir une pinte de lentilles pendant une heure, ajoutez-y une carotte râpée, deux oignons, deux navets, une demi-livre de pommes de terre, un peu d'herbes aromatiques mélangées, du poivre et du sel.

Faites bouillir tous ces ingrédients jusqu'à ce qu'ils soient tendres, puis ajoutez deux cuillerées à potage d'huile ou un peu de beurre, remuez bien et servez.

Soupe blanche aux lentilles.

Trempez 1/2 livre de lentilles pendant toute une nuit, lavez-les bien dans plusieurs eaux et mettez-les au feu à l'eau froide. Ecumez bien lorsque cela bouillira, ajoutez un oignon, un peu de céleri, une carotte, et un peu de persil, une petite feuille de macis, des grains de poivre et du sel. Mettez au feu dans une casserole deux onces de beurre ou d'huile, et 2 onces de farine, travaillez-les ensemble avec une cuillère eu bois, et une demi-pinte de lait, remuant lentement dans le même sens jusqu'à ébullition, ajoutez ce mélange à la soupe, et chauffez bien tout ensemble, ajoutez alors le quart d'une pinte de lait, servez avec des croutons de pain frit.

Soupe à l'oignon.

Hachez finement six oignons, faites-les frire avec deux onces de beurre dans une casserole qui contienne quatre litres, remuez jusqu'à ce que vous ayez obtenu un beau pâle brun ; ajoutez alors six onces de farine ou de gruau d'avoine et quatre litres d'eau ; assaisonnez de poivre et de sel, remuez la soupe pendant les 20 minutes d'ébullition, puis versez-la dans la soupière garnie de tranches de pain. Cette quantité suffit pour six personnes.

Soupe napolitaine.

Un quart de livre de vermicelle, un mélange de légumes, une boîte de tomates entières, un peu de beurre, du poivre, du sel et des herbes si on le désire. Faites bouillir le vermicelle, puis les légumes (coupés en fines tranches), et dans la même eau ; divisez les tomates en petits morceaux, mettez-les dans une casserole propre, ajoutez-y les légumes et le vermicelle, etc. Chauffez et servez avec des croutons de pain frit. On peut ajouter un peu de lait.

Soupe aux tomates.

Etuvez 2 livres de tomates, ou bien le contenu d'une boîte dans un litre d'eau et pendant deux heures, avec deux oignons d'Espagne ou 4 oignons blancs de Belgique coupés fins et frits d'un beau brun. Passez au tamis de crin, liez avec une

tasse à thé de froment non bluté démêlé préalablement avec de l'eau froide. Ajoutez du poivre,
du sel, de fines herbes mélangées et faites bouil-
ir pendant vingt minutes.

Autre recette.

Coupez quelques petites pommes de terre, des
oignons et des tomates ; trempez à peu près deux
onces de tapioca dans de l'eau froide.

Faites bouillir les légumes pendant deux heures avec abondamment d'eau, ajoutez alors le tapioca et un peu de poivre et de sel, faites bouillir encore une demi-heure et lorsque ce sera un
peu refroidi servez avec du pain non bluté.

Soupe de courges à la moëlle.

2 oignons d'Espagne (ou 4 oignons blancs belges)
1 courge.
1 pinte de lait.
3 cuillerées farine non blutée.
1 once beurre.
poivre, sel, muscade ou macis.

Coupez les oignons et faites-les bouillir dans
assez d'eau pour bien les couvrir ; après une heure d'ébullition ajoutez la courge coupée finement
et faites bouillir encore une heure avec plus d'eau.
Passez tout au tamis de crin ou bien écrasez très
fin avec une cuiller en bois, et remettez dans la
casserole. Ajoutez le lait dans lequel vous aurez
démêlé la farine, le beurre, le poivre, le sel et
soit le macis, soit la noix muscade.

Ragoût aux lentilles (ou aux pois ou aux fèves).

Un quart de litre lentilles d'Égypte, du pain de froment
non bluté, du riz bouilli froid et des pommes de terre.

Lavez les lentilles et triez-les bien proprement.

Mettez-les dans un plat à pâté assez profond avec un litre d'eau.

Mettez au four chaud, et laissez-le chauffer plus fort et surtout ne laissez pas diminuer la chaleur, avant que ce soit cuit, il faudra à peu près deux heures (il sera nécessaire d'ajouter un peu d'eau bien bouillante avant la fin de la cuisson, car on ne peut laisser les lentilles à sec) lorsqu'elles seront tendres, et en pulpe, tournez-y un peu d'huile d'olives. Ajoutez alors le poivre, le sel, le riz bouilli froid, les pommes de terre bouillies froides, et coupées en tranches, semez-y un peu de farine non blutée, ajoutez aussi quelques croutes de pain bien sec, trempez-les un moment dans du lait ou de l'eau. Ajoutez une demi-pinte (ou plus) d'eau bouillante, remuez tout ensemble, et faites bouillir pendant 10 minutes.

§ 4.

Les Boissons.

Eau d'orge.

Etuvez doucement dans l'eau pendant vingt à trente minutes une once d'orge perlée, puis versez l'eau. Lorsqu'elle sera refroidie, elle formera une épaisse gelée.

Pour s'en servir, ajoutez un peu de sucre, deux ou trois cuillerées de lait, un peu de citron et de l'eau chaude.

Eau de froment.

1/4 de livre de froment concassé (Crushed Wheat) (1).

(1) Les céréales concassés de la Cie Américaine A. B. C. se vendent 90 cmes le paquet de 2 1/2 livres à Londres, E. C. chez M. Bax. 143, Bishopsgate Without.

Ils sont déjà cuits à la vapeur, ce qui explique le prix et la rapide cuisson.

Prenez le froment et semez-le lentement dans de l'eau bouillante. Laissez mijoter sur le côté pendant une demi-heure ou plus. Si c'est complètement solide, ajoutez de l'eau peu à peu pour le maintenir liquide, remuez de temps en temps. A la fin de la demi-heure, faites donner quelques bouillons rapides pour que ce soit de la consistance d'un amidon clair. Passez ce liquide, si on le laisse refroidir il formera une belle gelée, et en la mélangeant avec de l'eau, un peu de sucre, un peu de jus de citron et quelqu'autre assaisonnement, on aura une splendide et nourrissante boisson. Une tasse de ceci tous les jours, au lieu de thé ou de café, ce serait un précieux remède pour des enfants menacés de rachitisme (ou des enfants qui font des dents.

Sirop de sureau.

Des fruits mûrs dépouillés des tiges et des feuilles sont essentiels pour ce sirop. D'abord écrasez-les en pulpe, puis à chaque litre de pulpe, ajoutez une pinte d'eau, passez cela dans un sac en flanelle. A chaque litre de jus ajoutez, deux livres de sucre et le jus d'un citron après l'avoir passé. Faites bouillir pendant dix minutes, écumez avec soin, lorsque c'est froid, mettez en bouteilles et bouchez bien.

Ce sirop bouilli dans de l'eau, avec un peu de noix muscade, un peu de gingembre (non confit) quelques clous de girofle, quelques morceaux de sucre fait une délicieuse boisson d'hiver supé-

Faute de ces délicieux produits, et avec succès complet, on concassera soi-même, dans un moulin quelconque usé ou desserré, on trempera la veille, à l'eau tiède et l'on habituera les élèves ménagères à se suffire. On peut au besoin concasser avec un pavé bien nettoyé, ces petites expériences amusent les élèves et les font réfléchir. Note de l'Editeur belge.

rieure, dans l'opinion de beaucoup de consommateurs, au meilleur vin de Bordeaux.

Eau d'avoine.

Prenez du gruau d'avoine d'Ecosse moulu très gros, faites-le bouillir dans beaucoup d'eau au moins pendant une demi-heure ; et mieux encore est de le laisser mijoter pendant une couple d'heures, de façon à ce que ce soit comme un gruau très clair.

Passez-le, et si vous l'aimez, ajoutez du sucre, du jus de citron ou d'autres assaisonnements.

Sirop de prunes.

Otez les tiges et les feuilles de prunes récemment cueillies et bien mûres ; mettez-les dans une casserole, et couvrez-les à peine d'eau. Mettez la casserole au feu, et remuez le fruit jusqu'à ce qu'il soit réduit en pulpe par la chaleur.

Passez au sac de flanelle comme d'habitude et à chaque litre de jus, ajoutez deux livres et demie de sucre blanc. Puis faites bouillir encore vingt minutes ; écumez bien ; lorsque ce sera froid, mettez en bouteilles, et bouchez hermétiquement. C'est très bon et rafraîchissant.

Sirop de morelles.

Prenez quatre litres de fruits frais, dépouillés de leurs queues, passez au tamis de crin, ou écrasez avec la main de façon à réduire en pulpe. Faites tout bouillir. Passez au sac de flanelle, et à chaque litre de jus ajoutez deux litres et demi de sucre blanc.

Faites bouillir encore pendant quinze minutes ; écumez bien.

Lorsque ce sera refroidi, mettez en bouteilles, et bouchez hermétiquement.

Sirop de groseilles rouges.

Pressez deux litres de groseilles rouges fraîchement cueillies, écrasez-les, ajoutez un litre d'eau. Laissez cela jusqu'au lendemain, puis passez-les au sac à gelée et à chaque pinte de jus ajoutez une livre de sucre, mettez au feu dans une casserole à confiture, faites bouillir 10 minutes en écumant bien. Lorsque ce sera froid, mettez en bouteilles et bouchez hermétiquement.

Sirop de mûres sauvages.

Pressez des fruits frais et bien mûrs, réduisez-les en pulpe. A chaque litre de pulpe ajoutez une pinte d'eau. Laissez cela jusqu'au lendemain. Puis passez au sac de flanelle ; et à chaque pinte de jus, ajoutez une livre de sucre. Faites bouillir pendant 10 minutes, ajoutez le jus passé de deux citrons ; écumez et lorsque ce sera froid, mettez en bouteilles et bouchez hermétiquement.

§ 5.

RÈGLES POUR MAITRESSES MÉNAGÈRES ET SERVANTES (1).

1° La propreté étant le principal ingrédient de la cuisine, soyez propre partout et sur toute votre personne ; une cuisine malpropre, c'est un affront pour la maîtresse et pour la servante.

2° Ayez un soin particulier de votre chevelure

(1) A apprendre par cœur.

qui doit être toujours lisse, et de vos mains qui doivent toujours être propres.

3° De larges pantoufles fatiguent les pieds à marcher dans les cuisines chaudes, mettez des souliers qui aillent bien au pied.

4° Ayez des tabliers à bavette et qui entourent la jupe en se rejoignant derrière pour avoir l'air soigné, tenir les robes propres et ne pas les user.

5° Ne gaspillez, ni ne jetez rien dont on puisse tirer parti, c'est le moyen de mériter la confiance des maîtres.

6° Pour ne rien laisser gâter en été, faites rebouillir un moment et changez de casserole tous les jours, les jus et les bouillons à conserver, surtout si des légumes y sont mêlés ; en hiver, c'est moins essentiel.

7° Visitez le garde-manger tous les jours, nettoyez-le souvent et changez les assiettes, videz les miettes de la corbeille à pain, et, pour l'heure à laquelle votre maîtresse viendra commander le dîner, veillez à ce qu'elle trouve tout propre.

8° Si vous avez un buffet à l'office, conservez y les pâtisseries, pour qu'elles restent croustillantes, la fraîcheur du garde-manger leur ferait prendre l'humidité et les rendrait pesantes.

9° Tout en cuisinant, mettez les ustensiles en place au fur et à mesure que vous vous en servirez, ne laissez accumuler, ni sur les tables ni sur les dressoirs des monceaux de bols, d'assiettes, de cuillers, etc., avec un peu d'arrangement et de prévoyance, on évite beaucoup de désordre. Il est plus facile de mettre de suite chaque chose à sa vraie place, dès que l'on a fini de s'en servir, que de la laisser traîner, et de la déplacer ensuite pour faire place à des objets plus nécessaires. Par exemple : avez-vous fini un pudding ou une tarte, mettez de côté à l'instant même le tube à farine, la planche, la roulette, le rouleau, etc., rangez les bols et les cuillers et empilez les assiettes avec ordre près de l'évier pour tout laver lorsque le moment sera venu ; c'est le moyen de plaire à vos maîtres que de ne rien casser.

10o N'empilez jamais d'objets épais, dans ni sur des objets délicats, sinon vous grifferez, les crevasserez, et les casserez. Exemple : jamais une assiette dans un saladier, jamais de couteaux parmi les cuillers et les fourchettes.

11o Ne laissez jamais épuiser vos provisions d'épices, de fines herbes, chapelure, etc., au point de risquer d'être arrêtée au milieu de la préparation d'un repas par un ingrédient manquant, c'est une grande perte de temps ; dès la veille, signalez à votre maîtresse tout ce qui vous manque.

12o S'il y a un jardin, cueillez vos légumes de bon matin pour faire la chasse aux chenilles et ne pas en avoir dans les choux, laissez-les tremper pendant une heure dans l'eau salée, on peut aussi les laver à l'eau chaude, ils seront plus verts et il faudra moins de temps et d'eau, les légumes seront plus propres, le sable se détachera mieux.

13o Lorsque vous finissez de couper des oignons, des échalottes ou de l'ail, lavez et frottez le couteau tout de suite, car le fort goût de ces légumes se communiquerait désagréablement là où l'on ne s'y attendait pas.

14o Après avoir dégraissé et rincé vos casseroles et en avoir visité tous les coins pour voir si aucun résidu n'y est attaché, après avoir frotté avec une petite croûte de pain, ce qui se serait attaché, séchez-les sur le feu pour les préserver de la moisissure et de la rouille que produit le moindre coin mal séché ; jamais on ne peut laisser de casseroles à laver pour le lendemain, car il faudrait le double de temps ; si la poêle à frire est noire en dedans, frottez-la avec une croûte de pain et jamais avec un corps dur.

N. B. — « Toute casserole frottée avec un corps « dur brûlera les mets, car dans l'imperceptible « rainure creusée par le frottement, se forme un « dépôt, la moindre flamme l'attache et il brûle ; « la croute de pain ne griffe pas et détache les « résidus. C'est faute de savoir cela que les cui-« sinières disent souvent : voilà une casserole « hors de service, elle brûle. »

Et ainsi de suite : car il y a 30 de ces axiômes que l'on fait apprendre, par cœur aux élèves des écoles ménagères. Mais les extraits que j'ai donnés de ce curieux et bien utile opuscule, montrent sa grande utilité pratique, et expliquent son immense succès dans la propagande de la ligue du bon cardinal. Mais quel exemple pour notre apathie anti-végétarienne !

§ 6.

Voici maintenant un extrait des opuscules de l'école végétarienne de Genève : celle de Lausanne avait été portée à un haut point de prospérité par le travail infatigable de feu le professeur Raoux, qui faisait, de sa fortune, le noble usage de la consacrer à la propagande végétarienne et hygiénique. Ses petits traités, de style attachant et humoristique, ont rendu au public de grands services, en l'instruisant et en le dirigeant vers le vrai et le bien.

On remarquera la première de ces recettes de l'école de Genève : les Végétariens, en faisant eux-mêmes leur pain, échappent à la toxicité moderne des industriels qui, avec leurs farines trop blutées et leurs pains presqu'exclusivemen d'amidon, ont porté une atteinte réelle à la santé publique.

Pain de Graham

Cuit dans le fourneau domestique.

Prenez un litre de farine fraîche de froment, finement égrugée et non blutée, ajoutez près d'un demi-litre d'eau tiède (ou de lait), mélangez l'eau à la farine en remuant continuellement, jusqu'à ce que la pâte devienne égale et ductile, pétrissez jusqu'à ce que la surface de la pâte devienne également humide, unie et sans fentes ni gerçures et qu'elle se détache de la main et de l'ustensile, formez des pains de l'épaisseur de 4 à 6 centimètres, laissez reposer la pâte dans un endroit chaud, et faites-la cuire dans le fourneau. Il faut que le bon pain soit poreux, facile à couper, lié, d'une odeur et d'un goût doux et aromatique. Si la croûte est trop dure, enveloppez-la quelque temps dans des draps mouillés. Toute addition de sel ou de levain est superflue et gâte le pain.

On fait des

I. — Biscuits

en préparant avec la pâte des gâteaux minces (1-2 centimètres) en les faisant cuire lentement dans un four pas trop chauffé jusqu'à ce qu'ils deviennent parfaitement durs et secs.

Le prix d'une livre de pain de son cuit à la maison est de 15 à 18 centimes quand on prend la farine égrugée au moulin, mais il sera beaucoup plus bas si l'on égruge soi-même le froment dans un moulin à la main.

Si le pain de son est rassis, exposez-le pendant 10 minutes à la vapeur d'eau bouillante dans un pot à étuves.

II. — Bouillic de froment.

Faites tremper les grains entiers de froment pendant 24 heures dans l'eau, puis faites-les cuire rapidement et mettez-les à l'étuvée jusqu'à ce que chaque grain se dépouille et ressemble à une petite pomme de terre. Servez au lait ou aux fruits cuits.

III. — *Soupe à la farine non blutée.*

Mêlez avec de l'eau, après avoir été roussie au beurre, de la farine et faites cuire 15 à 20 minutes jusqu'à ce que la bouillie devienne épaisse. Cela se mange chaud ou froid.

Des pommes de terre coupées en dés sont une addition agréable.

Frais par personne } 12 décagrammes de farine { 10
1 » de beurre { cent.

IV. — *Maccaronis.*

Faites-les cuire dans de l'eau salée jusqu'à ce qu'ils deviennent mous, mais pas déformés (le mieux serait dans un pot à double fonds), jetez l'eau et arrosez les maccaronis au beurre chaud ou mêlez-les avec du pain de son râpé et faites roussir au beurre (Ce plat peut être combiné avec de la purée de pois ou de lentilles ou avec de la farine de pain de son).

Frais par tête | 6—8 décagr. de maccaronis { 12 à 15
1 » de beurre { cents.

LE MAÏS.

Se distingue des autres céréales par les grandes quantités de graisse qu'il contient. La semoule de polenta italienne est la plus nourrissante.

V. — *Bouillie de Maïs.*

Mêlez la farine de maïs à l'eau bouillante jusqu'à ce qu'elle forme une bouillie épaisse qui se mange chaude ou froide avec ou sans beurre, lait ou fruits.

Frais par tête ⎰ 8 décagr. de farine ⎱ 4 — 7 cents.
⎱ 1 » de beurre ⎰

VI. — *Polenta.*

Mêlez de la grosse semoule de polenta sur un feu vif à de l'eau salée en ébullition en remuant continuellement et faites cuire jusqu'à ce que la pâte se détache de la casserole ou du pot. Servez avec du fruit ou arrosez de beurre chaud.

12 décagr. de semoule ⎱ 10 cents.
1 » de beurre ⎰

Le Riz.

est 4 ou 5 fois plus nourrissant que les pommes de terre, mais pas autant que les légumes et les céréales.

VII. — *Riz étuvé.*

Aux Indes on fait bouillir le riz un quart d'heure à l'eau avec un peu de sel, puis une heure dans le pot à étuver jusqu'à ce qu'il monte et devienne sec.

Frais par tête : 15 décagr. de riz, 10 cents.

VIII. — *Bouillie de riz.*

Faites bouillir à petit feu jusqu'à ce qu'il devienne mou et épais et ajoutez un peu de beurre et de sel.

Frais par tête ⎰ 10 décagr. de riz ⎱ 8 à 10 cents
⎱ 1 » de beurre ⎰

Le Sarrasin

est à peu près de la même valeur nutritive que le riz.

IX. — *Gruau de sarrasin.*

Faites épaissir les gruaux à l'eau bouillante en

remuant continuellement jusqu'à ce que la bouillie devienne molle ce qui arrive après une demi-heure ou une heure. Ajoutez du lait ou servez avec des pommes de terre.

Frais par tête { 8 décagr. de gruaux / 1 » de beurre } 10 cents.

POMMES DE TERRE

X. — *Pommes de terre en robes.*

La partie la plus nourrissante étant près de la pelure on ne pèle pas les pommes de terre quand elles sont nouvelles. Mettez-en, toutes de la même qualité et de la même grandeur dans un pot, couvrez d'un peu d'eau et faites cuire un moment, mettez de côté pour laisser étuver. Quand elles sont à point, finissez en faisant bouillir vivement pendant 1 ou 2 minutes, jetez l'eau, ôtez le couvercle et laissez évaporer.

Pelez les pommes de terre d'automne, faites tremper dans l'eau froide, mettez au feu dans de l'eau bouillante.

XI. — *Bouillie de pommes de terre.*

Ecrasez les pommes de terre cuites à point avec une large fourchette, jamais avec une cuiller et remuer avec du beurre ou du lait bouillant. En y mêlant au lieu de beurre du pain de son rôti et râpé, on a une nourriture savoureuse et consistante.

Frais par tête { 50 décagr. de pom. de terre / 3 » de pain / 1 » de beurre } 10 c.

XII. — *Purée de pommes de terre.*

Coupez les pommes de terre pelées et lavées, faites cuire dans l'eau à point, faites passer par un tamis, mêlez avec du lait frais. Ajoutez un peu de sel, mettez encore une fois sur le feu, ajoutez un peu de beurre frais et quand le mélange commence à bouillonner mêlez avec deux jaunes d'œuf battus au lait.

XIII. — *Pommes de terre aux champignons frais.*

Pelez les champignons, supprimez les queues et les petites feuilles au-dessous des têtes et lavez. Mettez du beurre dans un pot, s'il est jaune on y ajoute des pommes de terre coupées rondes et pelées et des champignons brisés en morceaux, si ces derniers sont très petits, on peut laisser les têtes entières. Prenez quantité égale de pommes de terre et de champignons, pour une assiette à soupe de chacun 100 grammes de beurre. Ajoutez une cuillerée à soupe d'eau bouillante, couvrez bien et laissez étuver pendant une demi-heure.

XIV. — *Soupe aux pommes de terre à l'orge mondé.*

Faites tremper l'orge mondé pendant 12 heures à l'eau froide, faites cuire à point. Mêlez-y quelques pommes de terre pelées, coupées en dés et un peu de beurre.

Frais par tête { 7 décagr. d'orge / 25 » de pom. de terre / 1 » de beurre } 12 c.

LÉGUMINEUX ET LÉGUMES.

Les légumineux sont plus nutritifs que les céréales. On devrait les échauder à l'eau bouillante deux jours avant la cuisson. Les cosses des légumineux sont indigestes.

XV. — *Lentilles étuvées.*

Mettez des lentilles trempées ou fendues dans un pot d'eau, couvrez-les, râpez-y quelques pommes de terre farineuses, faites braiser le tout avec un peu de beurre jusqu'à ce qu'elles aient la consistance de bouillie.

Frais par tête { 12 décagr. de lentilles / 1 grande pom. de terre / 1 décagr. de beurre } 14 c.

XVI. — *Petit pois au tapioca.*

Faites tremper les pois fendus pendant 12 heures, mettez-les à l'eau fraîche sur un feu modéré. Faites cuire à point du tapioca passé plusieurs fois au feu et à l'eau froide et tamisé au moment où il devient chaud et mêlez-le aux pois avec un peu de beurre.

Frais par tête { 10 décagr. de pois / 1 » de tapioca / 1 » de beurre } 12 cents.

XVII. — *Haricots au riz.*

Faites tremper les haricots deux jours et faites cuire jusqu'à ce que l'on puisse les faire passer par un tamis au riz cuit.

XVIII. — *Pois ou haricots à l'orge mondé et aux pommes de terre.*

Laissez tremper l'orge et les pois 12 heures e faites cuire. Quand le tout est à peu près mou, ajoutez des pommes de terre coupées en tranches et mettez le tout à l'étuve.

Frais par tête { 6 décagr. de pois / 6 » d'orge / 25 » de pom. de terre } 8 c.

XIX. — *Fèves blanches.*

Faites cuire les fèves à point, ajoutez du sel et des pommes braisées. On peut aussi servir avec une sauce au beurre, aux oignons ou au persil et ajouter des pommes de terre frites. Cependant on peut se passer de pommes. 500 grammes pour 5 personnes.

XX. — *Lentilles.*

Faites cuire à l'eau douce, versez dessus une sauce aux oignons et servez aux prunes cuites.

XXI. — *Pois jaunes.*

Faites cuire à point, mêlez, salez, mettez encore une fois sur le feu et servez au beurre brun avec ou sans oignons. Ajoutez des pommes de terre frites. 1 kg. pour 5 personnes.

XXII. — *Carottes.*

Mettez du beurre frais dans l'eau, quand elle boût ajoutez des carottes coupées transversalement et en petits morceaux. Ajoutez un peu de sel et quand elles sont à point, liez la sauce avec une cuillerée de farine blanche et mêlez avec beaucoup de persil.

XXIII. — *Cotes.*

Détachez les feuilles vertes, coupez le blanc en petits morceaux et faites cuire 15 à 20 minutes. Faites une sauce blanche en mettant un morceau de beurre frais avec de la farine que vous faites fondre sur le feu avec une pincée de sel. Ajoutez peu à peu du lait en brassant toujours jusqu'à ce que la sauce soit bien liée. Enfin laissez mijoter les côtes dans la sauce sur le feu pendant quelques instants.

POTAGES

XXIV. — *Potages aux fèves.*

Faites cuire les fèves à point, ajoutez un peu de beurre frais avec beaucoup de poireau hâché menu, faites bien cuire.

XXV. — *Potage au riz.*

Mettez dans l'eau du beurre, du sel, des oignons et du céleri, faites cuire, ajoutez du riz échaudé, ou des vermicelles fines ou de la semoule ; dans ce dernier cas on fait bouillir un jaune d'œuf dans la terrine et l'on verse la soupe. Pour quatre personnes, il faut toujours 50 grammes de riz.

XXVI. — *Potage aux lentilles.*

Comme le potage aux pois. Après avoir fait passer par un tamis, faites rôtir de la farine dans du beurre, jusqu'à ce qu'elle devienne brune claire et mêlez.

XXVII. — *Soupe aux oignons.*

Pelez 6 oignons pas trop grands, émincez, lavez en laissant tremper une demi heure dans l'eau. Brassez dans une casserole avec 60 grammes de beurre jusqu'à ce que le jus soit tout absorbé ; ajoutez une grande cuillerée de farine, remuez bien, faites rôtir un peu et additionnez deux litres d'eau. Faites cuire une heure, liez avec deux jaunes d'œuf et servez sur des rôties (4 personnes) ».

Etc., etc. Mais je n'ai voulu que donner un aperçu résumé. Le lecteur remarquera les quelques particularités qui différencient la cuisine de nos voisins, et qui leur sont spéciales.

CHAPITRE XV

MENUS VÉGÉTARIENS FRANÇAIS ET ÉTRANGERS.

§ 1.

L'essence de la Cuisine Végétarienne Française, on l'a vu, c'est la simplicité. Mais cette qualité n'exclut pas la recherche. On sait que, vers 1880 eut lieu une tentative d'école et de société végétariennes en France. Pendant ses deux ans de durée : cette société a donné, en tout, trois grands Dîners à 10 francs par tête. Les menus de ces Dîners, très étudiés, représentent la cuisine végétarienne française transcendante.

Ils sont sortis des fourneaux de Lemardelay, le restaurant bien connu de la rue Richelieu ; les deux premiers ont été rapportés par Dujardin-Beaumetz dans ses conférences en 1892. Voici le troisième, l'auteur du présent volume y assistait.

———

BANQUET VÉGÉTARIEN.

Dîner du 23 mars 1882.

Potage au blé vert.
Hors d'œuvre.

Entrées.

Bouchées végétariennes.
Pudding aux épinards.

Quaternains.

Macaroni au rouge de coq.
Petits pois au beurre.
Salmis de champignons.
Salade.

Saccharins.

Crème caramel.
Biscuits au pain de Graham.
Parfait à la vanille.

Dessert.

Pommes. — Oranges.
Compotes. — Confitures.
Mendiants. — Gauffrettes.

Vins.

Mâcon, St-Emilion.
Champagne végétarien.
Pain de Graham.

La plupart de ces plats se retrouvent dans le courant du volume. Les *Quaternains* sont des mets où entrent surtout les éléments quaternaires : les œufs et le lait.

Mais cette dénomination est élastique... Le « *Rouge de coq* » est une sauce aux tomates.

Le « Champagne végétarien » est une boisson qui pétille... Mais sans alcools. Obtenue simplement avec de l'eau de seltz et du jus de groseilles ou framboises ; puis mis, selon l'art, dans des bouteilles identiques à celle de « l'autre » Champagne.

§ 2

Le dernier repas végétarien de marque fait en France, fut celui donné le 4 juillet 1886 à plusieurs membres du corps médical et de la presse scientifique : dans le parc du « *Mégalithe* » à Chars-en-Vexin, il eut lieu en plein air, et sous de hauts ombrages séculaires. Malgré l'emphase, humoristique et voulue, de son menu, en grand style culinaire ; ce fut un simple déjeuner de beurre, d'œufs et de légumes... Mais tel, avec ses spéciales recherches, qu'il eut, peut-être, à Paris, été difficile d'en avoir un identiquement pareil.

Réfection végétarienne du dimanche 4 juillet 1886.

Menu du repas méridien.

« *Entrées.* — Les radis rouges du terroir : extraits immédiatement. — Le beurre de vaches bretonnes : battu récemment dans les prés marins du littoral.

1er plat. — Les œufs verts de canard, frais du jour : saisis à l'eau bouillante : au sel des marais salants.

2e plat. — Les sommités de houblon sauvage coupées à la rosée du matin : sauce blanche aux œufs durs et beurre de Saint-Antoine-en-Pleubian.

3e plat. — Les artichauts de la vallée, cueillis matinalement ; bouillis dans l'eau de la source du Parc ; sauce à la crème battue le matin.

4e plat. — Le saccharin de riz caroline : à la crème, et au caramel de jus de canne cristallisé des Antilles.

5° plat. — Les cerises et merises du pays ; sortant de l'arbre.

Accessoires.

Le pain de méteil végétarien français, recette ancienne de ménage, de grains frais du pays, cuit de la veille dans le four de la maison.

Boissons au choix : *Eau pure* de la source du parc. — *Lait de beurre* ; traite du matin. — *Lait pur* de la vache du Verger. — *Cidre légitime* des pommes du pays. — *Vin pourpre* de groseilles, non fermenté ; rafraîchi au griffon de la source. — *Vin de Bordeaux* grands crus, 35 ans de présence dans les caves du « *Mégalithe* ».

Café grillé à nu dans la poële, à l'ordinaire : nature ou avec sucre, sans alcools ».

En dehors de ces occasions extraordinaires, il sera facile au lecteur de se composer un ordinaire simple et frugal : n'oubliant pas que la sobriété est le premier facteur de la santé, et que, tel qu'un bon serviteur, l'estomac est ennemi du surmenage et des « réfections » excessives.

§ 3.

Voici enfin trois genres de menus ; deux allemands et un anglais. Le premier allemand est tiré du « *Vegetarianisches Kochbuch* », ou livre de cuisine végétarienne du Pasteur Baltzer ; celui-ci est mort il y a quelques années ; il était président de la société végétarienne d'Allemagne du Nord.

Le deuxième, allemand est la traduction de la carte du jour d'un restaurant végétarien de Berlin, et le troisième, anglais, est tiré d'un opuscule du Dr Nichols : « *Les moyens de vivre pour 12 sous par jour* », qui a eu plus d'une centaine de mille exemplaires, et un succès considérable.

Le premier menu allemand est celui d'une semaine, calculé pour deux repas par jour.

DIMANCHE.

« *Matin*.— Soupe au pain. Pommes de terre ou légumes de saison. Pudding aux fruits. Compote.
Soir. — Pain et beurre. Lait et fruits.

LUNDI.

Matin. — Soupe aux œufs. Haricots blancs, marmelade de pommes.
Soir. — Fromage. Pain et beurre.

MARDI.

Matin. — Potage aux carottes. Boulettes de pâte aux fruits confits, ou à la sauce.
Soir. — Pommes de terre à la sauce aux œufs.

MERCREDI

Matin. — Soupe aux haricots. Légumes de saison. Boulettes à la purée de Pommes.
Soir. — Beignets, sauce de Fruits.

JEUDI.

Matin. — Soupe au riz. Pois jaunes. Choucroute.
Soir. — Fruits. Pain grillé au beurre.

VENDREDI.

Matin. — Soupe au gruau. Gâteau d'œufs. Marmelade.
Soir. — Lait. Pain, beurre. Fruits variés.

SAMEDI.

Matin. — Soupe à la farine grillée. Boulettes à la sauce aux Framboises. Pommes de terre aux œufs brouillés.
Soir. — Salade variée. Pain grillé au beurre.

Le « *Kochbuch* » est en allemand, mais j'y renvoie les lecteurs qui connaissent cette langue; pour plus de détails sur les plats cités, tous tirés du volume.

Voici maintenant la carte du restaurant végétarien Berlinois. Traduction littérale.

« RESTAURANT VÉGÉTARIEN. »

« Berlin, au coin de la rue Rosenthaler
Ouvert de midi à 10 heures du soir.

Légumes, fruits, haricots, Petits pois.

Prix des portions.

	Fr.	Cent.
Asperges.......... avec Pommes de terre	0.	35
Epinards. 45 cent avec œufs...... id........	0.	35
Choux de Milan.................... id........	0.	25
Choux au gras................... id........	0.	25
Raisins secs à la sauce.......... id........	0.	25

Piments.......................... id........ 0. 25
Pois verts..................... id........ 0. 25
Pois au lait............. ...... id.0. 15 et 0. 25
Compotes de fruits............. id. 0. 25 et 0. 35

Mets à la farine

Gâteau de Gruau........... 0. 15 avec Fruits 0. 25
Macaroni au beurre........................ 0. 25
Gâteau de Gruau avec fruits arrangés.......... 0. 25
Œufs brouillés......... la pièce............ 0. 15

Mets aux œufs et au beurre, à partir de 3 heures du soir.

Œufs cuisinés et arrangés..................... 0. 60
Œufs en omelette......................... 0. 60

Fruits confits ou salade.

Gelée de Pommes....................... 0. 15
Prunes cuites.......................... 0. 15
Gâteau au four........................ 0. 15
Salade romaine........................ 0. 15
   id.   panachée....................... Variable
   id.   de pommes de terre.............. id

Cerises, 0. 15. — Poires, 0. 15. — Prunes, 0. 15. —
Framboises. 0. 15. — Groseilles, 0. 15. —
Beurre et pain, 0. 25·

Fromages et Beurres.

Fromage blanc. 0. 35. — id. à la Crême (le quart) 0. 25.

Soupes ou Boissons.

Soupe aux pommes de terre..................... 0. 15
  id. au miel................................ 0. 15
Limonade................................ 0. 25
Cidre.................................. 0. 15
Vin rouge............................... 0. 25
Bière blanche............................ 0. 20
Bière de Josty (1)........................ 0. 20

(1) Une brasserie bien connue des Berlinois.

id. de Bavière........................ ·.......... 0. 20
Chocolat au sel........................... 0. 35
Cacao au sel............................ 0. 30
Lait.................................... 0. 20
Café................................... 0. 25

Café de santé, 0. 20

Imprimerie de Hugo et Hermann Zeidler à Berlin. »

Les prix, assez modiques, sont transposés des marks et pfennigs en francs et centimes et on a ainsi le tableau fidèle de la vie végétarienne à Berlin. A ce prix-courant, en partie manuscrit, est joint un prospectus qui donne les noms et adresses de 16 autres restaurants pareils. A Berlin même : et ceux, beaucoup plus nombreux, des villes de toute l'Allemagne.

§. 4

Voici maintenant les menus Anglais du Docteur Nichols : un publiciste végétarien très répandu ; et qui publie, outre plusieurs périodiques de la Doctrine : un almanach végétarien annuel qui s'imprime et se vend à un nombre considérable d'exemplaires.

Tous ces menus sont calculés pour ne pas dépasser le prix de 60 centimes..... en Angleterre... Mais en France, ils seraient probablement plus chers, ils sont rapportés pour 2 mois : je donnerai seulement, comme specimen, ceux du 6 au 9 novembre. C'est de la cuisine végétarienne d'hiver : le moment, précisément, où les adeptes de la nourriture au cadavre, déclarent qu'on ne peut pas s'en passer ! La comparaison n'en est que plus saisissante.

« 6 Novembre

« *Déjeûner*. — Farine d'avoine. Pain. Œufs. Lait. Pommes cuites. — Poids net 4 onces 1/2.
Dîner. — Soupe. Pain. Pommes de terre. Choux. Pudding au Froment : — 5 onces 2/3.

7 Novembre

Déjeûner. — Pain. Soupe au gruau. Sucre. Fruits. Lait. 3 onces 1/2.
Dîner. — Pommes de terre. Oignons. Pain. Raisin. 5 onces 1/2.

8 Novembre

Déjeûner. — Soupe au gruau. Pain. Pommes. Lait. 4 onces 3/4.
Dîner. — Pommes de terre au four. Oignons. Pudding aux fruits. Raisin. 4 onces 3/4.

9 Novembre

Déjeûner. — Soupe de gruau. Pain. Pommes. Lait. 4 onces 1/2.
Dîner. — Pommes de terre. Blé grillé. Pudding. Figues sèches : 5 onces 1/3 ».

Le prix de 60 centimes ne doit s'entendre que de celui de revient des substances brutes, car il ne fait pas entrer en ligne de compte ; notamment celui du charbon et du feu de cuisson. A part cela, le menu est assez varié, et bien des gens : non des plus malheureux, s'en contenteraient aisément. Ce ne fut là qu'une expérience de deux mois durant, du célèbre publiciste ; qui arriva ainsi à prouver sa thèse : mais il est probable que, quand il le put, il ne s'astreignit pas, tout en restant Végétarien, à ce régime ascétique. Cependant, c'est chez les Anglais qu'on rencontre ces adeptes du Frugivorisme et ces abstinents qui nous paraissent, à nous Français, être seulement des « *Excentric-men* », et qui pourtant vivent et ne *s'en trouvent* pas plus mal.

TABLE DES CHAPITRES

TABLE ALPHABÉTIQUE DES MATIÈRES

Fin des tables et de l'ouvrage

Mayenne, Imprimerie de l'Ouest, E. Soudée.